大是文化

こわいもの知らずの病理学講義

有趣到讓你不想睡的
病理學通識

大阪大學最熱門病理學講義，秒懂「病」是如何發生的，預防和治癒的邏輯原來我能理解

大阪大學研究所醫學系研究科病理學教授
仲野徹 著
黃雅慧 譯
陳志榮 審訂

目錄

第五章

致癌與治癌的研究

推薦序一
從細胞、血流動力到癌症，原來病理學這麼有趣

臺北醫學大學醫學院病理學科教授暨副院長／陳志榮

在醫療相關科系課程中，病理學是專門講解各種疾病致病原因和機轉的一門學問，也是基礎醫學、臨床醫學的橋接醫學課程。病理學是許多照護病人的科系的必修課程，但對許多修習病理學的學生而言，修課之初，尤其是綜合病理學（或病理學總論），常常覺得課程內容過於艱深難懂，加上英文版病理參考書內容豐富，中文版參考書又太簡略，因此多數學生學習效果不盡理想。

筆者在修習病理學時也曾面對類似的苦惱，在醫學院教授病理學超過三十年，面對學生同樣的問題，常僅能努力解釋課程內容，並安慰他們再仔細思考與理解就能懂了，實在想不出其他的好法子來幫助學生。醫療相關學系學生對病理學的印象都如此，更何況一般民眾對病理更是一知半解。

現今網路發達，醫學知識極易自網路獲得，但病理知識卻屬難以理解的一環。一直到我收到大是文化《有趣到讓你不想睡的病理學通識》的書稿，仔細一讀，不禁雀躍萬分，這不就是**我心目中可以讓學生容易了解病理的一本通識書**嗎？

本書作者是大阪大學研究所醫學系病理學教授，他以最新通用的病理參考書為藍本，用淺顯易懂的方式，佐以生動的譬喻及各種搞笑梗，讓學生在輕鬆學習的氣氛下，理解病理學內容，並一覽疾病病理的奧妙。

本書挑選羅賓斯《基礎病理學》中病理學總論的「細胞的損傷、適應與死亡」、「血流動力的異常、血栓與休克」與「腫瘤」三個章節，**由淺顯方式引經據典說明深奧的病理原理，輔以歷史相關事件作印證，釐清一些錯誤的醫學觀念**，同時也**傳授腫瘤治療的最新研究與進展**，內容相當精彩。

相對的，腫瘤相關章節的內容很多，其中介紹基因與癌症的關係、致癌因子及機轉、治癌藥物的機轉與發展等部分，因涉及專業知識，若無分子生物學基礎或一般民眾可能較難理解。

不過，若是醫療相關人員，一定可以理解每一章節所提到的疾病病理機轉；對非醫療人士而言，也是一本容易獲得正確疾病發生之病理知識的好書。總之，這是一本適合醫事人員及非醫療人員詳讀的病理學通識書。

（本文作者為特邀審訂，現任臺北醫學大學醫學院病理學科教授暨副院長，教授病理學超過三十年，亦擔任臺北醫學大學附設醫院病理科主治醫師。）

推薦序二

癌症看運氣？運用病理學，也能懂疾病的治療與預防

臺北醫學大學附設醫院癌症副院長／李冠德

疾病是每個人都得面對的課題，而病理學正是針對疾病現象及其原因不斷進行研究和解釋的一門學問。

從十六世紀的病理解剖學、細胞病理，至今快速發展到分子病理學，利用分子生物學技術，結合病理形態學變化，為疾病提供診斷和治療的重要依據。因此，我們可以說，病理學在醫學上是很重要的一門學科，聯繫基礎醫學和臨床醫學的橋梁。

然而，研讀病理學需要豐富的解剖學、生理學知識，其中艱澀的名詞和複雜的致病機轉，往往令醫學生感到十分枯燥、難懂，更遑論一般民眾看了以後，反而是霧裡看花。而且，由於對疾病的不甚了解，病患通常會有一些錯誤的迷思及觀點，例如：吃得越營養，

就會導致腫瘤變大；或是癌症不可以開刀，否則癌細胞會生長得更快等錯誤觀念。

再加上，現在已邁入標靶治療的時代，腫瘤科醫師經常花費許多時間為病人解說，各種與癌症相關的基因，其實都與治療用藥息息相關。例如：HER-2 基因（按：請參考第三〇六頁）對乳癌十分重要，EGFR基因與肺腺癌，KRAS基因與大腸癌治療都密切相關。也因此，若每個人都能具備一些病理學基礎，相信對疾病的治療與預防也會有所幫助。

這本《有趣到讓你不想睡的病理學通識》，作者仲野徹是日本大阪大學研究所醫學系的病理教授，因為他上課有三分之一都在閒聊，所以人稱不良教授，但他淺顯易懂的授課方式卻能讓學生每堂必到、連路人大媽都能聽懂。於書中，就是將大阪大學醫學系的熱門講義集結成書，從細胞、血液、休克、血栓及梗塞，到癌症、病毒基因、基因突變，以生動的譬喻告訴你：身體為什麼會生病。

除此之外，書中也列舉了好萊塢巨星安潔莉娜．裘莉因家族病史主動切除兩邊乳房等真實病例，介紹了精準醫學的興起，以及分子病理學檢測在腫瘤診治領域的發展。

筆者衷心祝賀本書的出版，內容深入淺出，非常適合臨床各科醫護人員、醫學院學生以及一般民眾，當作病理學入門或教育學習來研讀。

前言

「不會吧？連這個也不知道」人人該讀的病理學通識

人吃五穀雜糧，不可能終其一生都無病無痛。我想，世上除了那些大賺黑心錢的缺德醫生以外，應該沒有人會覺得生病是多多益善吧。事實上，不少人因為害怕疾病找上自己，所以總是抱持著鴕鳥心態。不過，儘管這些人不願正視疾病，卻也擔心自己若缺乏醫學知識，未來某天可能會後悔莫及。其實，這是很多人都會有的矛盾心態。

在下我頂著醫學教授的頭銜，不時有左鄰右舍的婆婆媽媽前來討教。這時我心裡總想：「不會吧？連這個也不知道？」不過話說回來，我在讀一些報章雜誌的醫學報導時，也經常看到不知所云的文章。

因此，我一直在想，如果大家對疾病有一定程度的了解該有多好，或者怎麼沒有人出書來告訴大眾生病是什麼？直到有一天，我的編輯好友來信邀稿，我才恍然大悟。

當時我就想：「對啊，為什麼不自己動筆呢？」而這也就成了本書的出版契機。

我希望本書能**以簡單明瞭又詼諧的方式，為讀者解說疾病是如何形成的**。雖然內容難免有些艱深難懂，不過如果大家真的看不懂，跳著看也無妨，重要的是耐心的讀到最後。

此外，由於篇幅的關係，本書無法介紹所有的疾病。因此，我不保證大家讀完本書以後，就能對疾病有通盤的了解。不過，至少對自己是怎麼生病的，有最基本的認知，同時也能藉此了解疾病的相關機制。

序章

從病理學通識開始，搞懂身體為何生病

1. 什麼是病理學？

病理學的英文是Pathology，而德文則是Pathologie，但不管是哪一個，都是由希臘文的「苦難」（pathos）加上「學問」（logos）組合而成的。若直接照字面翻譯，就是「苦難學」的意思。事實上，病理學並非指人生中的各種苦難，而是針對疾病的學問，或許稱為「〇〇病學」或「疾病學」會更貼切。

與病學或疾病學相比，病理學因為夾雜一個「理」字（指道理或條理）顯得更有深度及學問。

這個名詞是大阪大學醫學院的前身，也就是江戶時期醫學私塾的創辦人緒方洪庵所提出的。當時，就是他將「Allgemeine Pathologie」翻譯成「病理學通論」。時至現今，我們不得不說翻得真好。（按：病理學由綜合病理學〔General Pathology〕和系統病理學〔Systemic Pathology〕所組成）。

就像大家常聽到的「心臟病學」或「肝臟病學」一樣，凡是與疾病有關的學問，都會在器官的後面加上「○○病學」，不過卻沒有單單「病學」這樣的說法。那麼，病理學到底是什麼樣的學問？我想如果用藥學與藥理學的差異來解釋，大家就容易懂了。

所謂藥學，指的是研究所有與藥物相關的學問，上從藥物來源的化學合成或中藥材，下至生物學的作用等。相對的，藥理學則是探討藥物作用的原理，也就是藥效的學問，屬於藥學的旁支。

同理可證，所謂「病學」，就是研究所有與疾病相關的學問，也就是醫學；而**病理學**指的是疾病的原理，換句話說，就是**研究疾病如何發生的學問**。

從放血發展到顯微鏡，才看見細胞異常

上課的時候，我常跟學生說，當你們有不懂的地方，在提問以前最好先查一下字典大神《廣辭苑》（按：日本有名的日文國語辭典）。不過，現在可能大家比較常用維基百科。不管怎樣，讓我們來看看《廣辭苑》是怎麼寫的：「一種為了研究疾病的原因與形成，將疾病分門別類、記載並追查性狀的學問」。

嘿，不愧是《廣辭苑》，雖然解釋得有一點小難，但該說的都沒有漏掉，其他列舉

的相關名詞還有「病理解剖」或「病理解剖學」等。關於上述名詞，我會在後面另外說明（按：請參考第二十一頁）。

近代的病理學啟蒙於十九世紀赫赫有名的普魯士醫生——魯道夫．菲爾紹（Rudolf Ludwig Karl Virchow，早年在柏林普魯士軍事學院學醫，於一八五八年發表細胞學理論而聞名）。但最早於紀元前五世紀，在西方醫學之父希波克拉底（Hippocrates）的古希臘時代，人們都以為疾病是因為體液異常所造成的。雖然這項論述完全站不住腳，卻被以訛傳訛了兩千年，而且還發展出放血（將血液排出體外）等療法（請參考第一〇四頁）。

其實，大部分的病人在放完血後，反而病得更重。這不用想也知道，人都病得昏頭轉向了，還讓身體流血，當然就是雪上加霜。可是，這麼恐怖的療法卻在民間流行了很長一段時間。

幸好十七世紀的荷蘭商人安東尼．菲利普斯．范．雷文霍克（Antonie Philips van Leeuwenhoek）發明了顯微鏡，讓科學家得以發現細胞的存在，於是社會大眾開始對疾病有了不同的看法。直到十九世紀中期，偉大的病理學家菲爾紹提出：「所有細胞都是來自另一個細胞」（Omnis cellula e cellula）的理論以後，「細胞病理學」逐漸成為顯學，就此奠定**疾病是細胞異常**所引起的論述。

病因怎麼找？先驗屍，後染色

菲爾紹對病理學的貢獻之一是系統性的病理解剖——也就是為查明病因所進行的解剖，俗稱「驗屍」（autopsy）。

後來，透過這個方法，人們才知道白血病（慢性骨髓性白血病）並不是因為細菌的感染，導致身體發炎、白血球增加，而是不正常的白血球像腫瘤般不斷增生才形成的癌症。

當時的菲爾紹才二十四歲，簡直是天縱英明。說到這裡，請容許我離題一下，菲爾紹的貢獻不是只有病理學而已，他還是德意志的鐵血宰相奧托．馮．俾斯麥（Otto von Bismarck）的頭號政敵，與德國考古家海因里希．施里曼（Heinrich Schliemann）交好，時常一起發掘或調查古蹟，當真是文武雙全。

時至現今，我們已了解疾病的由來，並研發出各式各樣、菲爾紹那個時代所無法想像的檢查方法。不過，在當時，利用顯微鏡觀察細胞或組織已相當先進，因為也沒有其他更好的方法就是了。

這項技術的成功，要歸功於十九世紀後期蓬勃發展的德國化學工業。細胞在不同色素的染色下，得以讓醫生診斷出更多疾病。（按：指光學工業和染料業，細胞學家們嘗試了各種染料，讓不同的細胞著色，以便能在顯微鏡下將病原細菌區分開來，用以診斷疾病。）

就連現在最常用的蘇木精—伊紅染色法（Hematoxylin and Eosin Stain，簡稱H＆E）也是那個時候發明的。請容我插嘴一下，蘇木精屬於嗜鹼性色素，而伊紅是嗜酸性色素，所以我們能夠分別將細胞的鹼性物質（核酸部分）或酸性物質（部分細胞質），染成藍紫色或紅色、粉紅色。我想，大家都在報章雜誌上看過顯微鏡下的人體組織吧，那些看起來很普通的染色手法，就是蘇木精—伊紅染色法。

2.

病理醫師靠解剖、切片就能診病，但……

很久很久從前，化學或生化學的研究還不是那麼成熟，更不要說分子生物學了。在那種時空背景下，如果想知道人是怎麼生病的，就只能透過形態學的方法論，發揮望、聞、問、切，並用肉眼觀察（按：分別指觀氣色；聽聲息；詢問症狀；指摸脈象）。當然，也就沒有時下盛行的磁振造影（magnetic resonance imaging，簡稱ＭＲＩ，亦稱核磁共振攝影）或電腦斷層掃描（computed tomography，簡稱ＣＴ）。在那個連Ｘ光都沒有的年代，醫生如果想探究病患如何病逝的話，就只有解剖一途。

於是，後來研發出一個驚天動地的方法，那就是**從病患的病灶處採取組織，染色後再用顯微鏡觀察**。直至現在，病理學仍採用此方法，並以診斷病體的組織與形態為主。這方法或許是老招，但是創新不等於卓越；某些基本、簡單卻又優秀的方法，反而能夠歷久彌新且永久流傳。

我想，如果沒有意外的話，Ｈ＆Ｅ染色法應該會持續沿用下去，頂多就是在觀察標本的時候，由肉眼進化為人工智慧（Artificial Intelligence，簡稱ＡＩ）。

病理醫師的工作其實很多，其中之一就是解剖屍體（病理解剖）。有時，他們必須透過解剖大體找出往生者真正的罹病病因。所以，坊間才會有這麼傳神的比喻：「內科醫生心知肚明，卻多一事不如少一事；外科醫生摸不著頭緒，但專愛胡搞瞎搞；**病理醫生明察秋毫，妙手回春，無奈為時已晚。**」不過逝者已逝，如何拯救眼前的病患才是當務之急。

病理醫師其實扮演著相當重要的角色，他們需要從活體組織的採樣（亦即切片〔biopsy〕）中，確定病患到底得到的是什麼病，或者在癌症患者的手術中，根據切除的組織，判斷癌細胞是否已經完全切除等。雖然病理醫師無需會診，但所有的大醫院都有這麼一群人堅守崗位、默默耕耘。

就過去的工作型態而言，病理醫師是有餘力可以幫忙探討病患是怎麼生病的。然而，隨著時代的快速進步，醫療專科化讓他們逐漸分身乏術。因此，醫院的病理醫師與本書中探究疾病如何形成的病理學，雖然都扯得上病理兩個字，但在概念上卻是南轅北轍。

病理學可以粗分為病理學總論與病理學各論兩大範疇。**病理學各論**指針對心臟、腎臟或血液等器官，**闡述疾病如何產生**的一門學問。相反的，**病理學總論**則是研究**不同器官之所以罹患同一種疾病的原由**。

疾病的形成＝病因，就英語來說，可以解釋為 etiology（病因）或者 pathogenesis（致病機轉）。etio 源自於希臘文，是原因的意思，也就是疾病的源頭；而 genesis 一詞在聖經中泛指「創世紀」，但就生物學來說，有「產生」的意思。因此，pathogenesis，指的是因某種致病因子，而導致生病的過程。只不過這其中的差異很難用文字精確傳達，所以醫學界習慣統稱為「病因」。

3. 不良教授的獨門病理學，有趣到讓你不想睡

唉呦，我前面嘮嘮叨叨說了這麼多，都忘了自我介紹。大家好，我是大阪大學研究所醫學系病理學的教授。十幾年前，當我決定踏上這條不歸路的時候，有朋友寫信調侃說：「蛤？你要去浪速（《白色巨塔》小說中的大阪大學）大學教病理學啊！那就是接大河內教授的缺囉」。說起大河內教授，就是由日本作家山崎豐子創作、以大阪大學醫學院為背景，《白色巨塔》小說中的重要配角。

雖然觀眾看得津津有味，不過故事全屬虛構，與事實完全不符。我想，記憶力好一點的觀眾應該記得大河內教授，在劇中是一位清廉正直而且剛正不阿的大牌教授。雖然在下我也如此自我期許，可惜事與願違，我在旁人眼中似乎是完全相反的形象。

如同書名《有趣到讓你不想睡的病理學通識》，本書就是一本談論病理學的書籍。我身為病理學的教授，病理學總論就是我上課的講義。不過我卻不是醫生，沒有看病的經

驗。在我剛上任的時候，東京大學與京都大學也各有一位病理學教授沒有執業經驗。目前學術界的狀況雖然不太一樣了，但說起病理學的教授，大家還是有病理學教授就一定當過病理醫生的既定印象。因為這樣，我們三人中的東大M教授還自嘲說：「看起來，我們是病理學界的不良三兄弟咧」。他的比喻雖然傳神，不過東京大學的水準卻不是區區在下我可以高攀的。

我們不良三兄弟雖然我行我素，但畢竟是病理學界的異端分子，有些時候我也會有孤軍奮戰的感覺。身為老么的我，有感於社會大眾對病理學的刻板印象，因此才會動筆寫下這本《有趣到讓你不想睡的病理學通識》。另外，我在想，如果是按一板一眼的方式寫，也沒有什麼意思。所以，便冒著被吐槽的風險，愛怎麼寫就怎麼寫。我的這一點雄心壯志——欸，雖然有一點誇張，但也算是無厘頭的另一種表現吧。

比起用英文教，我自製病理學講義

隨著醫學國際化的腳步加速，醫學教育當然也不例外。大家可能不知道，其實世界各國的醫學系大多以英語授課，而不是母語。雖然贊成與反對的聲浪各半，但以日本鄰近的韓國與臺灣而言，醫學系的教學還是以英文為主。

那麼，大家可能會想，所以病理學的教科書都是英文？其實不然，因為市面上好的教科書就只有那麼兩、三本，而且全是它們的天下。

現在的情形就有一點不同了。各科目的教科書都有好幾種版本，聽說有些老師還會指定學生買自己寫的課本。除此之外，學生素質也大不如前，都喜歡有圖解而且價格便宜的教科書，像是《一讀就懂的〇〇學》之類的。不管是哪一種，都讓老師們一個頭兩個大。

以日本為例，自然科學系的老師，除了自己的專業領域以外，還需要研讀大量的英文論文。然而，在博覽群書之餘，還要編製優良的教科書其實並不容易。我知道，這麼說有一點不負責任，不過如果情非得已，我想應該沒有人會去寫教科書。這就是醫學系的教科書以英文為主的原因。

醫學系的英文教科書可分為兩大類。其中之一，如同日本教科書般條理分明，像萬用辭典一樣方便查詢，只不過內容乏善可陳；另一種是輕鬆的教科書。我上課的講義就是選擇後者，而且還是世界級的暢銷書籍，那就是托尼·羅賓斯（Tony Robbins）的《基礎病理學》（*Basic Pathology*）。這本書每年賣出好幾萬本，而且每幾年就改版一次。目前已出到第十版，可見這本教科書有多麼受歡迎。

提到大阪大學醫學系的學生，大家可能會聯想到「學霸」（按：全日本排名第三的國立大學，有諸多極有成就的人物，例如：日本第一位諾貝爾獎得主湯川秀樹、索尼公司董事長盛田昭夫、手塚治蟲等）。不過，即便如此，要學生用英文上課，應該也是有點強人所難，我想很多學生都會抗拒。所以說，那些高談闊論大學教育應該放眼世界，以英文講義為教材的人，根本是在說空話。話說回來，學生再怎麼心不甘情不願，該讀的書還是得讀，或者說就是因為不想讀才偏要他們讀。基於這種堅持，於是我想出一個折衷的辦法，那就是在上課前自製英日文對照的講義給他們參考。

細胞、血液、癌症……閒聊中就學會

前面扯到教科書雖然浪費了一點時間，不過**羅賓斯的《基礎病理學》**其實與本書的結構有相當大的關係。基礎病理學共九百多頁，分為二十四章。其中，第一章介紹何謂細胞，接下來的八個章節敘述病理學總論（見下頁表0-1）。

本書則是從八章的總論中挑出「細胞的損傷、適應與死亡」、「血流動力的異常、血栓與休克」與「腫瘤」分成三個章節。其實，我也想把所有內容都納入，不過我擔心這樣一來會變成走馬看花，反而不知所云。所以，我才會**選擇最重要的三個章節作為本書的內容**。這本書如果反應不錯，有幸受到讀者青睞的話，那麼我就有機會推出續集，所以懇請各位多多支持與鼓勵。

回歸正傳吧。本書除了序章以外，由五個章節所組成。第一章的「加油啊！搶救細胞大兵——從損傷、適應，到死亡」，介紹細胞在受到各種刺激時，怎麼適應，以及在何種狀況下會掛點。第二章的「血液傳奇——頭暈、貧血、血栓、缺氧，如何找對症狀？」，鎖定心血管障礙，說明這個與癌症不相上下，占日本人死因二五％的疾病（按：據世界衛生組織公布，二〇二〇年全球的死亡頭號殺手就是心血管疾病；根據臺灣衛福部二〇一八年的死因統計，心腦血管相關疾病其死亡人數高達四萬八千四百五十四人）。此外，還跟大家說一說貧血，這個致死率不高卻常見的疾病。

接下來的第三章，則是介紹分子生物學的基礎，以銜接後面章節的惡性腫瘤與癌症。對於已經有所涉獵的讀者而言，這個部分讀起來

表 0-1 羅賓斯 基礎病理學的架構

1 正常的細胞與生病的細胞
2 細胞的損傷、適應與死亡
3 發炎與修復
4 血流動力的異常、血栓與休克
5 免疫異常所引起的疾病
6 腫瘤
7 遺傳性與孩童疾病
8 環境與營養所引起的疾病
9 傳染病的病理學總論

可能有點像教科書。不過，為了讓一般讀者也能夠順利讀下去，因此我特地將艱澀難懂的內容壓縮到最低，盡可能深入簡出的為大家說明。

第四章與第五章談到癌症。第四章可以說是總論的基礎篇，說明癌症發病的原因。第五章比較傾向各論的應用篇，也就是配合第四章的內容進一步說明子宮頸癌、胃癌或肝癌等亞洲人常見的癌症。

其實，上課講義本來就要隨時更新，況且最近還有維基百科這樣便利的工具可以查詢。在生命科學方面，日文版的維基百科雖然差強人意，但至少英文版的水準相當不錯，總有最新的文獻可供參考。我常常告誡學生，寫報告不准偷懶上網查維基百科，但其實不只是我，我想**很多老師都得靠維基老兄準備講義**。

直白的說，當我們想學習新知時，只要上網搜尋就好。所以，我常把這個當藉口，上課大概**有三分之一的時間都在閒聊**。

就我的經驗來說，以前上課的時候老師教很多，可是我記得的卻是那些五四三。或許這也是個性使然吧，如果要我照本宣科，可能連自己都會無聊到狂打瞌睡。

我曾經做過問卷調查，看看學生對上課內容有什麼想法。沒想到竟然有人要我在講解病理學的時候，像閒聊其他話題一樣生動有趣。當然，也有少數幾位學生要我不要浪費時間打屁聊天。唉，我真的不知道這些孩子在想什麼。我雖然不會硬拗：「不要小看閒聊喔，其實也是有很多值得我們學習的。」但出乎意料的是，我的閒聊還頗受歡迎，不少學生就是因為這樣選修我的課。

寫到這裡，我想大家對我應該已有一些了解。我希望這本書能在閒聊中帶出各主題，介紹病理學總論的本質，並且達到寓教於樂的效果。如果大家讀的時候會一邊點頭一邊想著：「是喔，原來我們是這樣生病的」；**邊讀邊笑**，讚嘆人體構造的神奇，或者想：「唉呦，**原來隔壁的老王就是這樣生病的啊**」之類的話，絕對是筆者之幸。好了，拉拉雜雜說了這些，接下來讓我們進入主題吧。

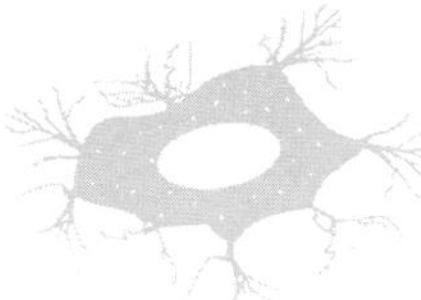

第一章

加油啊！搶救細胞大兵

——從損傷、適應，到死亡

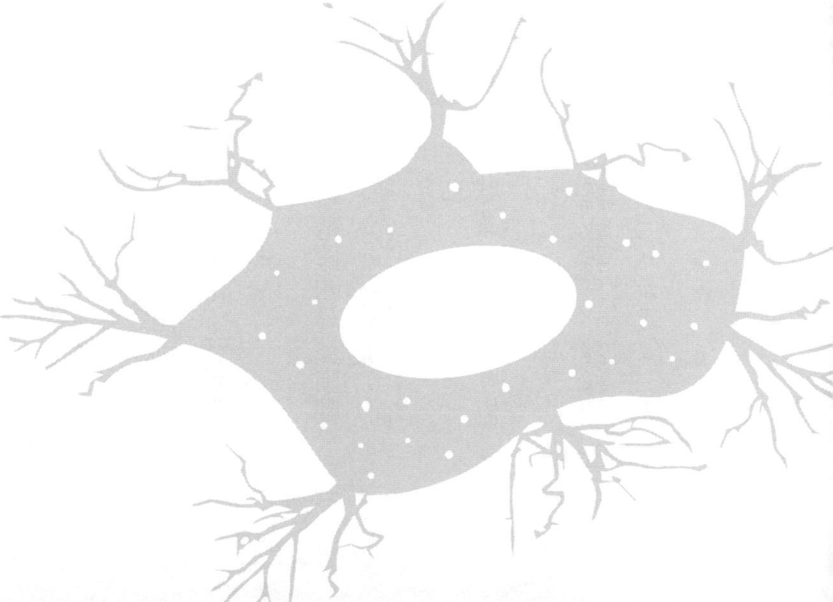

1. 細胞沒死那麼快，還分他殺和自殺

我雖然沒有實際數過，但書上都說我們的身體是由兩百種、數量高達六十兆個細胞所組成。幾十年來，書上都寫人體的細胞有兩百種，但隨著學術研究的進步，讓許多事情變得更加明朗。姑且不論分法，正確來說，細胞大約有兩百五十到三百種。

另外，也有論文指出，人體細胞大概有三十七兆兩千萬個。我們很難精確的計算出細胞到底有多少個，因為**體重也會影響細胞的數量**，不過有個幾十兆是絕對沒有錯的。而且，**六成以上都是紅血球**。

試想我們的身體要靠這麼一大群細胞發揮各自的功能，應付各種狀況，同時相互協調，讓我們健健康康的活下去。大家不覺得很神奇嗎？

簡單的說，生病就是細胞受到損傷。小至一個細胞、大到人體的組織或器官，當我們因為某種型態的異常而生病時，就稱為「器質性疾病」（organic disease，例如過敏、貧

血、缺鐵）。其中，不乏像精神病，當下無法確定細胞是否異常的狀況，這個時候就稱為「功能性疾病」（functional disease，例如頭暈、噁心、胸悶等），上述疾病都可視為由細胞異常所引起的。

甚至我們可以說，如同菲爾紹所提出的細胞病理學一樣，其實大部分的**疾病都是因為細胞異常**。

對於人類而言，有生必有死是不變的定律。當我們一命嗚呼的時候，體內的細胞也將全部掛點。那麼，當細胞掛點的時候，我們就GG了嗎？好一個大哉問，可惜這個問題很難回答。因為這跟什麼器官死了多少細胞，或者細胞死亡速度的快慢有關。如果數量不多的話，**犧牲幾個細胞是不會對人體造成影響**的。在生物體有所謂的**細胞凋亡**（apoptosis），是指細胞因為**生理因素引起細胞內自殺機制而自我滅亡**，而不是因病變死亡。

人類的細胞都超級認真。雖然它們不像我們是好死不如賴活，不過也在日常生活的各種壓力或異常條件下，戰戰兢兢的存活下去。例如：負荷、刺激或斷糧危機（按：指供給養分不足）等。就好像被人類霸凌一樣，細胞每天應付這些狀況，想盡辦法不讓自己被擊倒。老實說，真是一群堅強的小小兵。

可惜的是，細胞也不是無堅不摧的，有些細胞也會因為各種刺激或狀況而掛點。那麼，細胞是怎麼適應環境的？又是怎麼死的？

雖然腦死等於被宣告死亡。不過，一般而言，死亡的定義大部分是指心臟停止跳動，停止呼吸，而且瞳孔張大。雖然細胞在各種壓力下求生存，但總有老化的一天，而且隨著人的去世而死亡。

那麼，細胞死亡是什麼意思？為什麼會死？有不同的死法嗎？細胞除了可能因為外在因素而遭受「他殺」以外，也有自然死去的情形。那麼，這個「自殺」又代表何意？

在第一章，我將從細胞如何「抗壓」說起，再談到細胞的死亡與老化。此外，我必須事先聲明的是，這裡提到的「抗壓」不過是一種譬喻，倒也不是細胞真的有自我意識。

2. 生物體的組成層次，由簡至繁

首先，讓我簡單介紹什麼是細胞、組織與器官。那些心裡想：「切～這些還用你說？」的讀者請不要客氣，就直接進入下一章吧。不過，有時候儘管我們覺得自己很懂，被問到細胞有多大時，大部分的人可能也說不出一個所以然。其實，細胞的大小依種類而有所不同，所以大家只要記住，細胞的大小是直徑十微米左右即可，而十微米就是一公分的千分之一（按：micrometer，長度單位，符號 μm；一微米為一公厘的千分之一）。

細胞：人體最基本的結構

所謂細胞，是指被雙層脂質包覆的囊。人體每天吸氣、吐氣，幾十兆個細胞便戰戰兢兢的活著。而且，細胞中還有一個「細胞核」（nucleus，遺傳物質儲藏及執行功能的地方，整個細胞功能的控制中心）。

細胞核也是一個由膜包覆的囊，也就是說，**細胞核包覆於雙層膜之中**。細胞中雖然充滿液體，但除了液體以外，還有其他的小胞器，例如：粒線體（mitochondrion）與內質網（endoplasmic reticulum）等（按：前者為執行許多重要細胞代謝功能的胞器；後者具有聯繫細胞核、細胞質和細胞膜構造的功能）。這些小胞器都包覆著一層膜。細胞的囊雖然比較大，但也只有直徑十微米而已，而且裡面還有各式各樣的小囊。

細胞內有許多摺疊起來的膜，如果我們體內的這些膜加總起來，將會是一個不得了的面積，據說高達八十萬平方公尺。八十萬平方公尺是什麼概念？這等於是九百公尺長乘以九百公尺寬的四方形，很驚人吧？

有核的細胞稱為「真核細胞」（按：植物、動物、真菌類），但不是所有生物都有細胞核，那些沒有細胞核的生物就稱為「原核生物」（prokaryote，包括細菌、乳酸菌）。其實，原核生物也不好過，可能會受到真核生物的排擠：「嘿，大家瞧瞧，這傢伙沒核耶」。幸好原核生物本來就是細菌，應該不會在意吧！我們人體是多細胞生物——由許多細胞組成的生物體（按：藉由各細胞間的分工，完整表現生命），各細胞之間必須分工合作，才能維持生物體的生存。

原核生物除了沒有細胞核以外，體積比真核生物小，細胞內也沒有什麼小胞器，而且最大的特徵是全部都是單細胞生物。雖然真核生物中也有類似酵母般的單細胞生物，但**細胞是從原核細胞進化到單細胞的真核生物，再演變到多細胞的真核生物**。

不過，我們體內也有例外，會存在**缺乏細胞核的細胞**，那就是**紅血球**。紅血球是一個充滿血紅素（hemoglobin）、負責搬運氧氣的小囊。其實，紅血球並不是沒有細胞核，而是成熟前會將細胞核釋出（脫核）。另外，參與凝血及止血的**血小板也沒有細胞核**。血小板是無核細胞，由骨髓中成熟的巨核細胞（megakaryocyte，負責產生血液凝血細胞的骨髓細胞；成熟的巨核細胞部分細胞質脫落即形成血小板）所脫落下來的細胞質碎片。

組織：細胞透過集結實現某種功能

接下來要說明的組織，並不是大家想的那個「黑社會」。生物學的組織是指什麼呢？讓我們看看《廣辭苑》怎麼說吧！

組織指的是，「由形態、大小幾乎相同，而且功能類似的細胞所組成，進而構成器官」。嗯，雖然我前面猛誇《廣辭苑》，但這裡的解釋似乎有待商榷。

其實，人體的組織並不單由類似的細胞所組成，應該說**組織是透過細胞集結，實現某種功能的單位或結構**，這個說法在描述組織才更為貼切。而且，細胞的大小不過直徑十微米，所以由細胞集結而成的組織，基本上用肉眼是無法看見的。

容我插一下話，醫生在病理診斷時，習慣利用顯微鏡觀察組織是否有異常，就是基於上述原理。

話說回來，同樣是組織依生理功能也是有分別的。例如，大家耳熟能詳的肌肉組織、神經組織、脂肪組織等，這些都是由肌肉細胞、神經細胞與脂肪細胞所集結而成的。另外，像上皮組織，最具代表性的就是皮膚的表皮或消化道的黏膜。皮膚的上皮是由不同層數的扁平狀細胞所組成，稱作「複層鱗狀上皮」（stratified squamous epithelium，主要保護身體）；而消化道黏膜的上皮，則是由一層柱狀的上皮細胞排列而成，稱為「單層柱狀上皮」（simple columnar epithelium，見下頁圖1-1）。

不過，若說到結締組織（connective tissue），大家應該就聽不懂了吧。在結締組織中，含有大量的膠原蛋白及基質等物質，以及這些物質內散布的纖維母細胞（fibroblast，生物締結組織的基本組成細胞）。不過，實際狀況恰恰相反，應該說由纖維母細胞所製造與分泌的膠原蛋白和基質才是所謂的結締組織。

圖 1-1 上皮組織與腸道組織

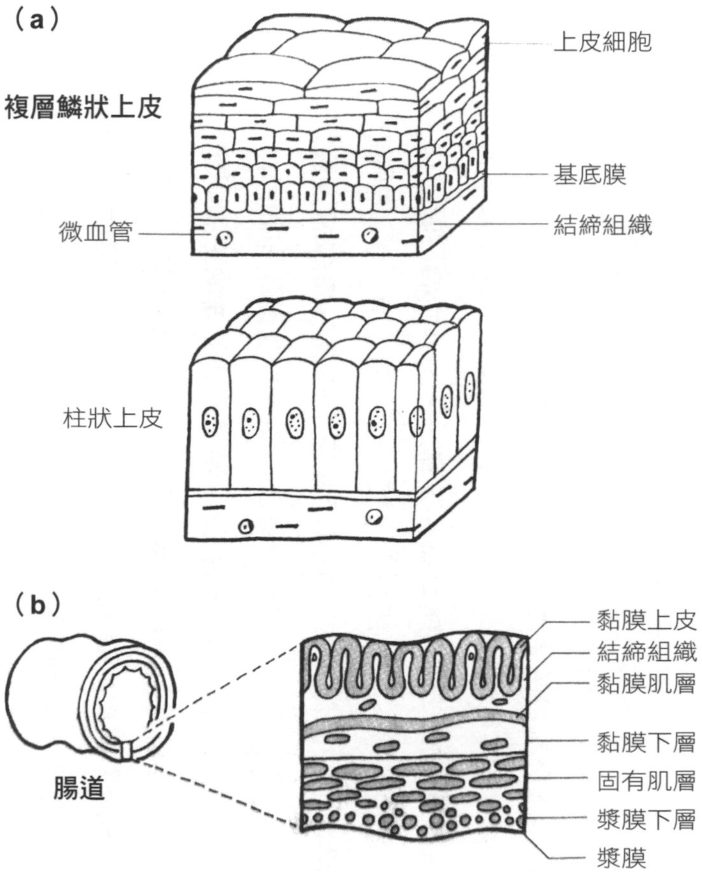

（a）上皮組織的代表有皮膚表皮的複層鱗狀上皮、消化道黏膜的柱狀上皮。（b）腸道組織從內腔開始，依序是黏膜的柱狀上皮、結締組織、薄層平滑肌的黏膜肌層、黏膜下層的結締組織、肌層較厚的平滑肌的固有肌層，最後是漿膜。一般將黏膜的柱狀上皮與正下方的結締組織稱為黏膜組織。

器官：由各組織所組成

接下來的內容不用我多加解釋，大家應該都懂。所謂器官，是指心臟、肝臟、肺臟、腎臟、脾臟、胰臟等。其他沒有「臟」這個字的器官，還有氣管、食道、腸、膽囊或膀胱等。除了內臟以外，腦、脊髓或肌肉也都屬於內臟器官。

我們人體內的**器官是由各種組織所組成**。以腸道的結構為例，最內側是黏膜，也就是上皮組織，正下方是黏膜下層的結締組織，周圍有肌肉組織的平滑肌，外側有漿膜。

我們常說的五臟六腑是東洋醫學對內臟的總稱，可以泛指大部分的內臟，卻不一定適用於解剖學。五臟指「心、肝、脾、肺、腎」，六腑指「大腸、小腸、膽、胃、膀胱與三焦」。「三焦」是中醫的專有名詞，人體內並沒有實際可以對應的位置。（按：腎、膀胱、肝膽是下焦；中焦是脾胃；上焦是心肺）。

人體為了維持生命及運作，各內臟器官皆依賴血管輸送氧氣與養分，所以器官也是有生有死。當這些器官生病的時候，細胞、組織或者器官是如何適應的呢？無法適應的時候又是怎麼死的？接下來讓我們針對這些問題一探究竟。

3. 去吧！神奇細胞：增生、肥大、萎縮、變形

大家想想，當我們受到刺激的時候，一定會有所反應吧。細胞也一樣，在受到刺激或傷害的時候，也會產生適當的反應來保護自己。例如變大、增加、變小，有時還會改變形狀。接下來，讓我們來看看，細胞受到外界刺激時會有哪些變化。

乳房、肌肉變大？細胞機制差很大

首先，內臟的大小是為了適應環境所產生的結果。例如常做肌力訓練，身材就會像健美先生一樣，女人懷孕胸部就會變大等。雖然這兩種情況都是身體的某個部位變大，不過其中的細胞機制卻完全不同。

人體的肌肉細胞是不會分裂的。因此，**肌肉之所以變大**，不是因為細胞——指骨骼

肌細胞（按：skeletal muscle cells，又稱肌纖維，呈現明顯之明暗相間橫紋）的數量增加，而是**大小改變的緣故。這種現象稱為「細胞肥大」**。

相較之下，婦女是因為懷孕以後，乳腺細胞受到荷爾蒙的影響而分裂，使得**細胞數量增加，乳房才會變大**的，與細胞的大小無關。這種現象是細胞繁殖得太多，也就是所謂的「增生」。

上述案例都與疾病無關，算是一種「生理現象」。如果細分的話，可以稱為生理性肥大與生理性增生。相反的，生病所引起的細胞肥大則稱為「病理因素」。

例如，高血壓患者因為心臟的負荷導致心肌細胞肥大。心肌之所以肥大，不是因為生理因素，而是因為生病的關係，這種情況就屬於病理性肥大。雖然心肌細胞以肥大來應付生病的壓力，但長期下來也會影響心臟功能，甚至導致心臟衰竭。也就是說，細胞雖然是堅強小小兵，但長期放任不管，最後也會因為負荷過重而舉白旗投降。

另外，增生也有所謂的病理因素。就拿我們自己來說，**臉上或身體上的疣**就是其中之一。**細胞的增生**與癌症（惡性腫瘤）不同，**即使是病理性因素，也能夠維持正常細胞的繁殖秩序**。相反的，癌症是因為正常機制出現問題，使得細胞不受控制的繁殖下去。關於這個部分，我會在第四章另外說明。

萎縮：受傷少動、血流變慢、老化都是

萎縮這個名詞在我們日常生活中也不陌生，有東西縮小的意思。嚴格來說，萎縮指的是細胞變小，不過最後也會影響到器官的大小，所以也可以指器官的萎縮（正確說法是內臟萎縮）。

以骨骼肌為例，哪些原因會導致萎縮？我想可能有人也有過下述經驗，比方說受傷以後動彈不得，肌肉就會因為運動不足而變小。這種情況稱為「廢用性萎縮」（disuse atrophy）。其他像是，因血管堵塞導致血液流動緩慢，或養分攝取不足也會產生萎縮。另外，老化也是一種萎縮的現象。

當細胞遇到這些狀況時，就會**壓縮自己的大小，以便減少能量的消耗，對抗環境的壓力**。那麼，細胞是如何萎縮的？其實很簡單，細胞裡有許多類似粒線體的小胞器，它就是靠消化這些小胞器，使細胞越變越小。就像章魚將自己的腳一隻一隻吃下肚一樣。

但是，細胞除了變小以外，還會吃掉自己換取能量，以度過難關，所以我才說它們是一群堅強的小小兵。

這個細胞內吞噬自己胞器的現象稱為「細胞自噬」（autophagy），如同字面上的意思，就是自我吞噬。日本大隅良典教授是首位研究自噬分子結構的學者，之後更帶領學生

們一起努力，引領世界潮流。因此，他榮獲二〇一六年諾貝爾生理醫學獎，可說是實至名歸。

質變：癌細胞可能怎麼出現

相對於肥大、增生或萎縮等，造成細胞在數量或大小上的變化，質變（metamorphosis）則是質量的變化。

舉例來說，氣管內有一層纖毛柱狀上皮，當我們過度吸菸，這一層細胞就會變身，變成複層鱗狀上皮，稱為「鱗狀上皮化生」（squamous metaplasia）。而且，因為複層鱗狀上皮具有很好的防禦功能，所以更能加強支氣管上皮的防禦功能。

或許大家會想，功能變強不是很好嗎？可惜事情沒這麼簡單。因為纖毛柱狀上皮的功能是分泌黏液，或是利用表面纖毛的擺動，**將氣管內的異物排出體外。但複層鱗狀上皮卻缺乏此功能**。因此，當複層鱗狀上皮產生質變時，纖毛柱狀上皮就會失去原有的功能，讓我們的身體陷入兩難的局面（按：具保護作用的鱗狀上皮會癌化，形成鱗狀細胞癌）。

相反的，食道的複層鱗狀上皮，若長期受到胃酸侵蝕，也會變成柱狀上皮，稱為「柱狀上皮化生」。無論是哪一種現象，細胞都會因為受傷，而不得不改變原來的樣貌。因此，與其說它們是堅強小兵，倒不如說是可憐蟲。

以上所介紹的肥大、增生、萎縮與質變，就是細胞的四種適應型態。細胞在面對各種環境壓力時，會增加、變大、變小或變形來保護自己。但這些方式只是暫時的，一旦**刺激的原因消失，它們就會恢復原狀**。

我雖然無意將細胞擬人化，不過，細胞還挺可愛的，不是嗎？遺憾的是，接下來我要跟大家介紹的是，細胞如何受傷而且澈底掛點的過程。

4. 可逆性損傷：脂肪肝、膽固醇、缺氧……還有救

這裡的受傷並非指心靈上的創傷，而是細胞因為各種原因、物理或化學上的刺激而受到損傷的現象。事實上，各種原因都可能讓細胞受傷，不過損傷的性質越嚴重、衝擊越大或者時間越久，最後就會導致細胞死亡。

細胞的損傷：任何化學物質都可能是主因

細胞受損的原因各自不同。例如，細菌感染或病毒感染、自我免疫失調（誤以為自己的細胞是異物而發動攻擊）、遺傳性異常、老化或放射線治療等。

說得誇張一點，任何化學物質都可能是細胞受傷的原因。

比方說，脂肪或膽固醇是人體必需的養分，缺乏的話就會生病。不過大家也知道，攝

取過多會引發脂肪肝或動脈硬化等疾病。

其中，以缺氧為萬病之源，也就是氧氣不足引起的損傷。當醫生宣告：「請家屬節哀順變」，其實人體內的細胞還活著，只不過一旦我們沒了呼吸，也就無法提供氧氣給細胞。如此一來，所有的細胞都會因為陷入缺氧狀態而死亡。

據說法國發生大革命之所以用斷頭臺，就是因為這種死法比較痛快。當厚重的刀刃卡嚓一聲鍘了下來，人頭自然落地。重點來了，受刑人的意識能維持幾秒？

其實，即使腦袋瓜落地，也不代表腦細胞全部死翹翹，所以，在被砍頭的瞬間，大腦並不會停止活動。雖然不知道其真實性，書上曾寫基督教之所以把十三這個數字視為不祥，就是因為人臨死前意識至少可以維持這麼久。

當然，運氣夠好的話，可能在斷頭的瞬間就喪失意識，否則**一般至少還得再撐個五秒到十秒**。為了避免砍頭的痛苦，當時斷頭臺上還備有軟墊，但這個做法倒是讓我不解，因為怎麼想，都是讓當事者更痛苦吧。

況且，這短短的五秒不知道有多漫長？聽說人類因為意外事故而喪命的話，死前的那段時間特別漫長。這真是嚇死寶寶了。想想看，當你一睜開眼，竟然還能看到自己的身體沒了腦袋，然後再眼睜睜的看著自己慢慢死去，根本就是人間酷刑。

說起來有一點殘酷，當時還流傳為了知道腦袋落地的時候，人類到底還有沒有意識，而要求死囚行刑時得睜大雙眼。不過如此一來，怎麼知道死囚到底是因為還有意識才瞪大眼睛，還是因為太痛苦了？無論如何，人死不能復活，這真相我們想要追究也沒戲可唱。

日本雖然沒有斷頭臺，卻有類似的做法。那就是協助切腹者更快死亡的介錯人（劊子手）。以前有一本冷門書叫做《武士手冊》（氏家幹人著，媒體工坊新書），專門介紹江戶時代武士們的日常生活，其中的「切腹錄」就是教人怎麼切腹的。很可惜這本書現在已經絕版。

那本書寫道：「正統的介錯，是在砍下切腹者的頭顱時，需讓頸項殘留數寸、不離身。然後，在人頭垂吊在胸前之際，一把抓起死者的髮髻，使其抬頭進行檢查」。

大家看懂了嗎？所謂介錯人，就是要掌握好力道，讓脖子留下一層皮，不讓死囚身首異處的意思。這是何等高超的技術。我們常喜歡用脖子只剩一層皮，來形容千鈞一髮的狀況，其實根本用錯了。因為早就死了啊，怎麼還會有驚險。（按：源自日本諺語，指古代劊子手砍頭沒砍好，所以犯人脖子上還有一層皮，沒有馬上死掉）。

為什麼脖子不能就這麼砍下來，得留一層皮呢？那個理由也很妙，因為如果一刀就讓頭顱直接落地的話，切腹者（的人頭）可能會眨眼或一頭栽向地上的砂石。總歸一句話，即使一刀砍下來，人也不會馬上掛點的。只是，當死者的脖子與身體僅靠一層皮連接，不就代表垂落的頭顱會吊在胸前，強迫死者親眼看到自己悽慘的死狀。唉，好淒涼喔……。

算了，這個話題就到此為止吧，再說下去就沒完沒了，讓我們言歸正傳吧。

不歸點：受傷與死亡的界線

大家聽過「不能折返點」嗎？這不是指在外面喝酒，喝到某一個程度就回不了家，而是指飛機在空中發生故障、想飛回原點，燃料卻不足的狀況（按：亦稱航線臨界點）。這個名詞翻譯成中文挺嚇人的，不過原文倒是簡單易懂，就是「point of no return」。

其實，細胞也有所謂的不能折返點，我們稱為「**不歸點**」，指的是當細胞受傷不嚴重時，有能力自我復原，但如果超過不歸點就會死亡的現象。醫學上，將不歸點以前的損傷稱為「可逆性損傷」，代表細胞還有能力恢復原狀。反之，要是損傷超過不歸點，細胞就會死亡，因此稱為「不可逆性損傷」。

我雖然很想知道細胞的不歸點在哪，可惜目前相關研究尚不明。不過，可以確定的是，**當粒線體能量供應發生問題，或者細胞膜嚴重受損時，讓細胞內容物滲漏出來就是原因所在**。但我們卻**無從得知什麼樣的異常才會超過不歸點、導致細胞死亡**。

但也沒關係，因為就我個人而言，我其實更想知道到底要多少黃粱下肚，才會醉得不醒人事，可惜一直醉不了。或許這就是所謂的天不從人願，我們想知道的總是無解，只不過我的問題實在上不了檯面。

舉例來說，脂肪肝就是可逆性損傷。脂肪肝是指肝細胞內充滿油滴。熱量過高、脂肪過多的飲食，或者飲酒過度都會造成脂肪肝。不過，只要有所節制，細胞就會恢復正常。

說到脂肪肝，不是我在自誇，嗯，好啦，我就是在自誇。其實，我也是靠減肥才成功降低脂肪肝的。如果大家被檢查出也有脂肪肝的話，請像我一樣用行動證明細胞的可逆性功能吧。只要減少一些體重，就可以讓肝臟的脂肪油滴變小、肝細胞恢復正常，何樂而不為呢？

5.
細胞壞死：你明明死了，它卻還活著，或者它死了，但你還活著。

因超過不歸點而不幸陣亡的細胞，我們稱之為「壞死」。細胞的死亡除了壞死以外，還有「細胞凋亡」（apoptosis），詳細我會在後文另外說明（按：第六十五頁）。

一般來說，細胞壞死以後，我們可以從顯微鏡觀察到它們的變化，但這個變化要在細胞死後，而且過了一段時間才能看到。換句話說，當細胞超過不歸點，雖然還有生命跡象，不過遲早還是得死。我知道這個比喻年代有一點久遠，但就像日本漫畫《北斗神拳》中，主角常說的：「你已經死了」一樣。（按：原文為「お前はもう死んでいる」，主角健次郎每次剷除反派時都會說的經典臺詞；反派多半先是錯愕的說：「什麼？」〔なに〕，隨後直接死亡）。

血液無法充分供給營養至各器官的狀態，稱為貧血。心臟一旦停止跳動，人當然就會死亡，但如果是動脈硬化狹窄，阻塞血液循環，造成氧氣的供給不足，其實就會使該內臟器官的細胞壞死。

細胞壞死以後：身體會發炎，吃掉細菌

就內臟而言，這種現象稱為「梗塞」。不管是「梗」或者「塞」，其實都是堵塞的意思。換句話說，就是血管堵塞產生的後遺症。所以，**梗塞就是指因為缺乏氧氣，造成某內臟器官的細胞大量壞死**；而且，我們用肉眼就能觀察到（按：在顯微鏡下可看見細胞的微細結構消失）。

不過，人體器官對缺氧的忍受力也有強弱之分。例如，骨骼肌比較不怕缺氧，而腦或心肌一旦缺氧就容易發生梗塞，這也是心血管疾病之所以高居死因排行榜前幾名的緣故。（按：臺灣衛福部二〇一八年公布十大死因，第二名為心臟疾病；心血管疾病（心臟疾病、腦血管疾病、糖尿病、高血壓）的總死亡人口已超過癌症）。

但即使血管沒有完全堵塞，只要血管壁變厚、變硬（按：如堆積脂肪、膽固醇等），換句話說就是血管越來越窄，也會因此缺氧而導致梗塞。事實上，心肌梗塞也可能是冠狀動脈因血流減少、導致心肌細胞壞死所致。因為，**血液的急速下降**比血管狹窄，導致血液流動變慢**更容易引發梗塞**。

然而，即使細胞已經壞死，其死骸也不會消失或是一直留在梗塞的病灶——梗塞的地點。**細胞壞死以後，身體會產生發炎反應，促使白血球總動員**（按：啟動修復機制）。然後，這些白血球或組織裡的巨噬細胞就成為主角——**吞噬並消化及清除壞死的細胞**。

大家對於吞噬的說法可能比較陌生，其實就是指細胞吃掉細胞外面的異物。雖然人體中有些細胞也有吞噬功能，不過最厲害的還是對付發炎的白血球與巨噬細胞。詳細情形我就不在這裡贅述。

總而言之，就是當身體受到細菌感染，白血球或巨噬細胞便會將細菌吃得一乾二淨。這項機制也適用於細胞壞死的病灶。

化膿、腦中風，也是細胞壞死

大部分的內臟在發生梗塞的時候，會出現暫時僵硬的現象，就是所謂的「凝固性壞死」（coagulation necrosis）。相反的，如果壞死的病灶變軟的話，表示內臟開始溶解液化，所以稱為「液化性壞死」（liquefactive necrosis）。

內臟的壞死大多屬於凝固性壞死，唯一因為梗塞引起液化性壞死的就是大腦。其中的代表就是「腦軟化症」（encephalomalacia），雖然現在已經很少見（按：因缺氧或血流量不足等因素，造成大腦白質壞死）。其實，我們常說的「中風」就是腦梗塞或腦出血，也就是英文的「stroke」，出拳一擊的意思。說到這裡，大家應該都能夠心領神會。

雖然很早以前，醫界就發現大腦的壞死屬於液化性，而非凝固性，但詳細的病理至今仍未明。或許，這是因為腦神經的細胞含有大量脂質的緣故（按：液化性壞死主要發生在含蛋白質少、脂質多或產生蛋白酶多的組織）。雖然這是最有可能的理由，不過很多我們以為應當如此的現象，其機制卻常令人百思不得其解。

另一個**非梗塞引起的液化性壞死是化膿**。

化膿是因為組織被細菌或真菌（黴菌）感染而發炎，導致白血球急速增加，使細菌或該部位的組織陷入壞死，所發生的病理現象。因此，當那些死掉的細菌或組織被各種酵素消化而變得濃稠時，就是化膿了。記得，大家下次受傷的時候，如果看到傷口有膿包更應該心存感謝：「唉呦，細菌大軍入侵了，白血球正在幫我打壞人咧。」

日本漫畫家清水茜有部作品叫做《工作細胞》（講談社 Comic Plus）。她透過擬人化的故事鋪陳，介紹白血球、紅血球、血小板等血管中各種細胞的功能。特別的是，她將人類受到傳染時，細胞都是怎麼運作的，描述得非常有意思。有興趣的讀者不妨找來一讀（按：該作品已於二〇一八年七月推出同名電視動畫）。

6. 氧氣：「我是好人，也是壞人」

就臨床上而言，細胞受損主要是因為缺氧。不過，缺氧卻不全都是因為梗塞所引起。例如，我們熟悉的一氧化碳中毒也會造成缺氧。

人體的血液之所以為鮮紅色，是因為血液中的紅血球內含有大量血紅素的關係。簡單來說，在肺部紅血球的血紅素與氧氣結合後，會經由動脈運輸到各組織，接著進入由微血管將氧氣釋出、供給各細胞。

不過，**一氧化碳也會與血紅素結合**，而且**速度比氧氣快五十倍**。因此，當我們吸入一氧化碳的時候，血紅素就很容易被占據一旁，而無法與氧氣結合並送至末梢組織。

與氧氣結合以後，血紅素會變成深紅色，缺氧的血紅素則偏向紫紅色。所以，動脈血液才會都是鮮紅色的，靜脈血液則帶點紫色。而屍體之所以看起來蒼白，原因之一就是因為**血紅素無法輸送氧氣**。

此外，雖然血紅素與一氧化碳或氧氣結合後都呈現鮮紅色，但由於**一氧化碳與氧氣的結合力比較強，所以一氧化碳中毒的人，在剛死亡時，皮膚其實是呈現粉紅色**。在渡邊淳一的暢銷小說中有一個場景，女主角為了讓男朋友發現自己自殺以後，看起來還是漂漂亮亮的，故意選擇一氧化碳中毒。我當時看到這段情節真的是佩服到五體投地，讓人不禁背脊一陣發涼，嚇死寶寶了。不好意思，說著說著又離題了。

順便說一下，氰化鉀（potassium cyanide，亦稱山埃鉀）也是因為氰化物的離子與血紅素結合以後，讓氧氣無法輸送至組織所引起的缺氧狀態。不論是一氧化碳或氰化鉀都會因為缺氧，也就是窒息而死亡，所以這兩種死法都很痛苦。

細胞的發電工廠：ATP、粒線體

人要活下去就需要能量。有人可能會想，這不是廢話嗎？不過，我這裡說的能量並不是指食物什麼的，而是支撐細胞活下去的能量。

這個能量的分子稱為三磷酸腺苷（adenosine triphosphate，簡稱ATP）。聽說從前某大學的生化學教授因為太熱衷於研究這個主題，還用ATP的音譯將兒子取名為「阿得諾新」。我也不知道這個傳聞是否為真，不過真的要聊的話，可以說上三天三夜，所以就此打住吧。不過話說回來，**ＡＴＰ也是需要氧氣才能夠發揮功效**。

ＡＴＰ是細胞能量的來源，透過葡萄糖的分解來產生能量。一分子的葡萄糖可以產生兩分子的ＡＴＰ，然後製造一個叫做丙酮酸（pyruvic acid）的物質。不過，如果沒有氧氣的話則一切免談，這時的丙酮酸就會轉換成乳酸。當細胞中有足夠的氧氣時，粒線體就能夠利用丙酮酸製造將近四十分子的ＡＴＰ。換句話說，氧氣能夠將能源的效率，也就是燃料提高二十倍左右。

葡萄糖分解的現象稱為「糖解作用」。雖然細胞或酵素對於氧氣無所謂喜不喜歡，不過醫學上將**有氧的狀況**稱為「**好氧性**」，**缺氧**稱為「**厭氧性**」。有氧性的英文是 aerobic，與我們常說的有氧運動（aerobics）是同一個英文單字。

從意義層面來看，我覺得比照有氧運動的翻譯，將「好氧性」改為「有氧性」比較貼切。不過，這個名詞因為有歷史因素，想改也沒得改。厭氧性則是在 aerobic 的前面加上否定詞 an 成為 anaerobic。我也覺得無氧性會比厭氧性更順口，不過其實換湯不換藥，兩者並無區別。

再者，慣用說法一時半刻很難改過來。

另外，糖解作用的英文為 glycolysis。醫學的英文單字非常多，而且日本的醫學用語大多是英文音譯（按：將英文音譯成片假名）。大家可能會想：「天哪，誰背得了這麼多單字」。其實，也沒那麼辛苦，因為很多都是單字的組成。

比方說 glycolysis 就是 glyco 加上 lysis。Glyco 的日文音譯是「gu-ra-i-co」，也就是糖的意思。而 lysis 代表溶解，所以 glycolysis 就是糖分的溶解，指糖代謝的過程。日本有一個餅乾就叫做「Glico」，就是指焦糖中的肝醣。不過，那家公司的英文名稱不是 Glyco，而是小小更動了一下改為 Glico，反正他們高興就好。欸，我又離題了。

當我們**激烈運動之後，粒線體就會動員起來，釋放丙酮酸、以製造ATP**。不過，這也是有極限的。一旦超過極限，就會降低粒線體利用丙酮酸的效率。如此一來，剩下的丙酮酸就會被代謝，成為乳酸。我們在激烈運動以後，肌肉中的乳酸之所以會增加，就是由於這樣的機制。換句話說，即使**丙酮酸**是高效能的原料，卻**因為粒線體的作用有限，只好變成乳酸而被浪費掉**。

我們體內大約有一百公克左右的ATP。或許大家會想，什麼？才這麼一丁點？不過，如果以每天來看，ATP的製造量其實不輸我們的體重。另外，人體內還有很多製造ATP的粒線體。

粒線體有自己的DNA，而且數量很多。事實上，已經有人在研究這項議題，雖然粒線體的數量依細胞的種類而有所落差，不過大概是二百二十到一千七百個左右。另外，紅血球因為沒有細胞核、不需要代謝，所以也就沒有粒線體。粒線體的長度約一微米，如果將人體內粒線體排隊成列的話，應該可以環繞地球好幾百圈。

ATP作為人體的生命之源，透過無以計數的粒線體，以非常快的速度合成，再快速消耗掉。因此，當我們氧氣不足時，便會讓ATP的能量陷入供應不足的局面。

如果沒有ATP，滲透壓失衡、細胞壞死

我想，經過上述說明，大家應該都了解，只要缺氧，ATP便無法順利合成且導致能量不足。那麼，當ATP合成不足時，會對細胞產生什麼樣的影響呢？

在解說這個問題之前，我們應該先了解細胞是怎麼生存的。首先，細胞外面有一層細胞膜。當細胞死亡以後，細胞膜也會隨之破裂，讓存在細胞內的酵素滲漏出來。換句話說，細胞膜的完整性是細胞生存的必要條件之一。

細胞膜中含有許多具有穿透性的蛋白質分子，其中之一為「離子幫浦」。鈉或鈣在細胞內的濃度並不高，但在細胞外面，也就是細胞與細胞之間的細胞外液（按：extracellular fluid，簡稱ECF，指位於細胞外的體液，包括血漿以及介於血管和組織細胞之間的淋巴液）或血液中的濃度卻偏高。相反的，細胞內的鉀濃度極高，但細胞外則較低。換言之，細胞內外的鈉、鈣或鉀等離子的濃度並不相同，而負責調節細胞質中離子濃度的，就是離

子幫浦。

為了降低細胞內的鈉濃度，鈉鉀幫浦會將鈉離子運出體外。而鈉鉀幫浦要正常運作，就必須利用ATP大量製造能量。也就是說，經由ATP獲得能量，以維持細胞內外的滲透壓平衡。

當ATP合成不足時，鈉鉀幫浦的運作能力就會被削弱，導致鈉離子堆積於細胞內。如此一來，細胞便開始積水、產生膨脹的現象。不過，這個現象屬於可逆性變化，只要ATP的能量恢復了以後，幫浦就能將鈉排出去，並且讓細胞得以恢復原狀。

另一方面，細胞內的鈣濃度極低，與細胞外相比大約只有萬分之一。就和鈉鉀幫浦的狀況一樣，當ATP減少時，就會影響鈣幫浦的功能，因而導致細胞外的鈣滲入細胞內。然而，細胞內的多種酵素活性雖然依賴鈣，但也只有在必要的時候，酵素才會因為鈣而活性化，使細胞發揮正常功能。所以，如果ATP不足的話，鈣就會往細胞質流動，讓這些**酵素產生不必要的活性化**，最後造成細胞的損傷。

細胞的生存需要蛋白質的合成，而這個合成的過程則需利用ATP。因此，如果ATP的能量長期不足的話，蛋白質便無法順利合成，導致人體必需的蛋白質不足，甚至陷入惡性循環。

然而，不管是否缺乏蛋白質，**只要細胞膜或粒線體受損**，就可能**造成大規模且不可逆**

的細胞壞死（請參考第五十一頁），甚至最後面臨死亡。

粒腺體可製造ATP，卻產生活性氧

在地球剛誕生時，幾乎沒有氧氣，以現在的常識來看，實在很難想像這番情景。直到三十二億年前，原核生物藍綠藻進行光合作用以後，才慢慢有了氧氣。然而，製造出來的氧氣卻被地球上大量的鐵給氧化掉，使得大氣中的氧氣濃度遲遲無法提高，一直到二十幾億年前，地球上的氧氣才逐漸增加。不久之後，其實說不久也是兩到三億年以後，才出現粒線體或真核細胞等生物。

細胞核幾乎都具備儲存遺傳訊息的ＤＮＡ（按：細胞核內所含的染色體主要由ＤＮＡ及蛋白質組成）。不過，**粒線體有自己的DNA，與一般位於細胞核的DNA不同**。因此，我們可以推論，**粒線體在遠古時代本來是獨立的細菌**，後來被細胞包覆，與細胞共生以後才變成細胞內的小胞器。

這個異於主流的「內共生學說」（endosymbiotic theory），由女性生物學家琳・馬古利斯（Lynn Margulis）提出，她極力主張這才是生物進化的原動力。當初她發表的時候，大家都認為她在胡說八道，不過這項理論現在已被各界接受。順帶一提，馬古利斯是過去曾風靡一時，鼓吹外太空也有生物的天文學家卡爾・愛德華・薩根（Carl Edward Sagan）的第一任妻子。我很好奇這兩個人年輕的時候，是怎麼在床上討論生命的起源，不知道大家是否跟我一樣。當然啦，不一定是床上，在其他地方討論也是可以。

我們沒有氧氣就活不下去。但是，化學反應性較高的「活性氧」（reactive oxygen species，簡稱ROS，如過氧化氫或氫氧自由基等）卻會傷害細胞，是細胞討厭的元素。然而，當**粒線體利用氧氣製造ATP**時，卻**無法避免產生活性氧**。

曾有學者指出，人體消耗的氧氣約有百分之三會變成活性氧，可見這個量有多大（按：成人每分鐘約消耗二百至三百毫升的氧氣，換算下來每日約消耗四百至六百公克的氧氣）。當活性氧累積到一定程度以後，便會引起化學反應，然後攻擊細胞的蛋白質或脂質，最後導致細胞受損。因此，**細胞內才會有酵素來代謝活性氧**。此外，**維他命E、維他命C或胡蘿蔔素等抗氧化劑，也有中和活性氧的功效**。我們常說服用維他命E可以抗老化，就是因為這個緣故。不過，現在**還不知道其抗老化的程度**。

因為空氣中充滿了氧氣，所以我們都以為它很穩定。事實上，氧氣是相當容易反應的分子。一旦與ATP合成為活性氧，就可能對人體造成危害。因此，也有人認為，大氣中這些反應性高，而且到處都有的氧氣造就了真核生物的進化。此外，隨著時代變遷，大氣中的氧氣也產生大幅波動。除了孕育出真核細胞以外（按：由原核細胞進化成真核細胞），對於其他生物的進化也有極大的關係。

沒有氧氣不行，有它又很危險。雖然氧氣的變化如此劇烈，不過因為太平常了，平常到誰也沒有想過這個問題。說起來，氧氣還真是神奇。我倒覺得我們身邊有一些人事物就跟氧氣不遑多讓。

阻塞不會立馬引起梗塞，但疏通會傷害細胞

接下來我要介紹的有一點難，大家聽了以後可能會想：「啥？有這種事？」事實上，**當大腦或心臟動脈阻塞的時候，是不會馬上引起梗塞的**，只要盡早疏通血流便能夠預防梗塞發生。所以，醫生才會利用酵素溶解血栓（血栓溶解法，例如組合組織血漿素原活化劑）或導管將血管擴大等。

大家可能會想，血管疏通以後就沒事，可惜事情沒那麼簡單。在疏通血管的同時會傷害到細胞，這就是所謂的「缺血／再灌流損傷」（ischemia／reperfusion injury）。

為什麼發生這種現象？這是因為，當血管疏通、氧氣開始供給之後，活性氧可能就會漸漸增加，甚至傷害到細胞。更嚴重的是，當粒線體因為缺氧而受傷的時候，除了會讓活性氧更容易形成外，白血球等炎症細胞也會順著血流而來（按：白血球和巨噬細胞能產生

大量的自由基，消化吞噬進入細胞內的異物）。如同我前面說的，發炎反應是消化或吞噬壞死細胞所產生的反應，只不過有時也會傷害到正常的細胞。

從前因為不知道怎麼疏通血管，所以沒有這個問題。這個案例告訴我們，一個新療法其實也會衍生出相關副作用。

7. 從乳腺、DNA到殺死腫瘤，都靠細胞凋亡

細胞的死亡除了壞死（necrosis）以外，還有細胞凋亡。就字義來說，是指細胞像枯黃的樹葉般飄飄落下，就某種意義而言，就是細胞的「自殺」。雖然壞死組織會因為身體的發炎反應，動員白血球吃掉這些壞死細胞，但**細胞凋亡卻不會有發炎反應**。它們的死法與壞死完全不同，總是靜悄悄的結束生命，或者認命的被巨噬細胞給吞掉。另外一個最大的不同是，**細胞只有生病時才會壞死**。但**細胞凋亡除了病理性，也有生理性**的因素。

生理性凋亡

到底什麼是細胞凋亡？讓我舉幾個例子吧。最常見的就是手或腳的形成。

我們的手並不是從指尖開始形成的，而是先長出一個板子的形狀；等到手指以外的細

胞都死了，才變成手的形狀。手指與手指中間細胞的死去，就是所謂的細胞凋亡。因為這是一種形成的過程，所以又稱為「細胞程序性死亡」（programmed cell death）。

某些細胞的生存需要依賴生長因子（按：growth factor，指刺激細胞增殖和細胞分化的因子）。當這些細胞缺乏適當的生長因子，就會以細胞凋亡的形式死去，子宮內膜或乳腺就是最好的例子。

子宮內膜是靠類固醇激素（steroid hormone）來控制細胞的增生或存活，而女性的類固醇激素約每四個禮拜會使雌激素（oestrogen）產生波動。女性之所以**有月經**，**就是因為子宮內膜細胞中的雌激素濃度降低，導致子宮內膜的細胞凋亡**，最後從子宮壁剝落所產生的現象。

此外，婦女在哺乳時，**乳腺細胞也會因為荷爾蒙的作用而增生**。一旦到了離乳期，荷爾蒙逐漸減少，乳腺細胞就會因為細胞凋亡而死去，於是乳房就恢復到原來的大小。

病理性凋亡：細胞有品管、可修復，還會殺死腫瘤

細胞因為損傷而死亡稱作壞死。不過，某些損害並不會造成壞死，而是細胞凋亡。例如：DNA的損傷。

雖然ＤＮＡ的大量損傷，可能導致細胞壞死，但**一般程度的損傷大多由細胞凋亡所引起**，例如**放射線**。讀到這裡，可能有人會想：ＤＮＡ是什麼東西啊？不知道的人不妨上網查一下。

關於ＤＮＡ，我會在第三章詳細說明（按：請參考第一六〇頁）。總而言之，癌症是ＤＮＡ發生突變或損害的結果。在ＤＮＡ異常的狀態下，致癌風險就會提高。就病理性細胞凋亡的意義來說，我們的身體會想，與其抱著這些不定時炸彈，倒不如斷尾求生，讓這些ＤＮＡ損傷慘重的細胞自我了斷。此外，**某些抗癌藥劑具有破壞ＤＮＡ的功效**，因此可以**利用細胞凋亡的機制殺死腫瘤細胞**。

細胞的蛋白質會各自摺疊成獨特的形狀，但其中也有摺得歪七扭八的次級品。而為了去除缺陷蛋白，細胞會透過蛋白質品質管制系統，以泛素（ubiquitin）的小蛋白質在這些蛋白質上做記號，然後再送到細胞垃圾處理場的蛋白酶體（proteasome）中分解處理掉。

大家一定沒想到，細胞的作業竟然這麼有效率吧。不過，偶而也會因為次級品的蛋白質太多，讓品質管理系統無法正常運作。於是，這個時候，身體就會啟動細胞凋亡的機制來收拾殘局。

多發性骨髓瘤（multiple myeloma，一種血液癌症）的抗癌劑——蛋白酶體抑制劑（ubiquitin-proteasome inhibitor），就是利用品質管制系統的原理，來影響蛋白酶體的活性。

在多發性骨髓瘤，腫瘤細胞會大量製造抗體，也就是免疫球蛋白（immunoglobulin），但即使有缺陷的免疫球蛋白數量眾多，細胞仍可以用品質管制系統處理。不過，在這種狀態下，蛋白酶體當真有辦法抑制多發性骨髓瘤嗎？

是的，當品質不佳的蛋白質瞬間暴增，細胞就可能因細胞凋亡的機制而死去。雖然這個抗癌藥劑才推出不久，但研發速度非常驚人，從基礎研究一下子就研發出藥劑。再加上多發性骨髓瘤是很難醫治的棘手疾病，因此，姑且不論研發的創意或藥效，我都覺得值得讚賞。

此外，研發過程中還有一段趣聞。大部分研究蛋白酶體或泛素的專家都認為這種抗癌劑根本是天方夜譚。就連第一個發現蛋白酶體，而且是國際權威的東京都臨床醫學綜合研究所的田中啟二教授，與因為泛素而榮獲諾貝爾化學獎的切哈諾沃（Aaron Ciechanover）博士也異口同聲的表示這是不可能的。

其實，這些反對聲浪也不無道理。因為，一般以為，雖然這個抗癌劑可以抑制蛋白酶體的活性，但可惜因為副作用太強，而根本無用武之處。

然而，實際上，只要藥劑掌握得宜，這項療法對於正常細胞幾乎沒有副作用，而這個長期以來找不到有效療法的疾病，目前已由創投公司千年製藥（Millennium）研發出特效藥。該公司現為武田藥品旗下的子公司。

讓細胞凋亡以維持健康的機制

細胞凋亡的分子機構可說是過去四分之一世紀中發展最快的領域之一，而且造就了不少諾貝爾獎得主。簡單來說，細胞凋亡可分為兩個路徑。其中之一是內因性（endogenous）路徑。

內因性路徑中有粒線體，而且會受到與ＡＴＰ相關的細胞色素Ｃ（cytochrome c，簡稱 cyt c）所影響。除此之外，**粒線體中還有各種促進或抑制細胞凋亡的 Bcl-2 家族蛋白質**。也就是說，粒線體還挺厲害的，掌握了生殺大權，除了能夠製造大量的ＡＴＰ外，還有能力抑制細胞凋亡。這令我不禁懷疑，很久很久以前，當粒線體還是遠古菌的時候，到底是如何在細胞的包覆下一起進化，最後掌握細胞凋亡的功能？欸，我只能說進化的力量真偉大。

另外一個就是外因性路徑。

例如，當ＴＮＦ或 FasL 的蛋白質（按：前者為癌症壞死因子，後者為腫瘤壞死因子），與 Death Receptor（名稱很嚇人的死亡受體）表面的蛋白質結合時，就會導致細胞凋亡。此受體存在於發炎細胞或免疫細胞的表面，當發炎或免疫反應越來越嚴重，就會傷害到正常細胞（自體免疫——正常細胞受攻擊）。

因此，才要三不五時踩一下煞車以免爆衝。所以，我們人體才會有這樣的受體殺死不需要的免疫細胞。世上竟然會有監督細胞自殺的蛋白質？呵呵，簡直酷斃了。

8.

細胞上的毛：病因和症狀不一定有關

細胞的形狀依種類而異，而且有些細胞會到處跑趴，不會乖乖待在原地。而為了維持細胞的維狀、運動或者吞噬異物，就需要細胞骨架這樣一群蛋白質。此外，**在細胞物質輸送或分裂上，細胞骨架也扮演著相當重要的角色**。

細胞骨架可分為肌動蛋白、中間纖維、微管蛋白。當細胞骨架中的微管功能發生異常，還可能引起遺傳病——卡特金納症候群（kartagener's syndrome）（請參考第七十四頁）。這個疾病雖然日本不常見（臺灣也不多），但**就說明病因與症狀而言，是一個相當好的案例**，因此請容我簡單說明一下。

鞭毛與纖毛是兩個很類似的名稱，但不論是哪一個，都是從細胞長出像毛一樣的東西。雖然鞭毛與纖毛的基本構造類似，但長度與數目不同。鞭毛較長，每個細胞約有一根或數根；而纖毛較短但數量多。不管是鞭毛或纖毛，在這些毛當中都有微管束（按：由蛋白質組成的管狀結構），它們的排列方式稱為「9+2 結構」（按：由外圈九組二聯微管，內包含一對中央微管），上面**附著馬達蛋白**（按：細胞內物質運輸顆粒和囊泡的載體）**的蛋白質，驅動纖毛或鞭毛運動**。

大家聽過螺旋體（spirochete）嗎？螺旋體是一種細菌，例如梅毒就是因為梅毒螺旋體所引起。螺旋體的樣子就像螺旋，像我們在鑽葡萄酒的橡木栓一樣，不斷以迴旋的方式前後移動。

提倡內共生學說的馬古利斯也主張，鞭毛或纖毛可能從內共生的類似螺旋體的原核生物演變來的。不過，因為真核生物的鞭毛缺乏粒線體般獨特的ＤＮＡ、螺旋體亦缺乏 9+2 結構，使她的論述幾乎被否定。那麼，我為什麼要扯到鞭毛與纖毛？請各位耐心看下去就知道了。

○○症候群

每當人類發現一個新疾病，就會以學者的名字來命名。例如，阿茲海默症就是取自於愛羅斯．阿茲海默（Alois Alzheimer）博士的名字。以日本為例，幼兒心臟病「川崎病」，就是以川崎富作教授為名的疾病。聽說從前哈佛醫學院的畢業生最大的夢想，就是能夠發現疾病，讓自己的名字永世流傳。

疾病若沒有名稱當然很不方便，但有時病名卻不一定與疾病相關。所以說，醫學系的學生真的很辛苦，要背的病名這麼多，有些還和症狀毫不相干。如果各位的親朋好友中，有誰就讀醫學系的話，請務必幫他們加油打氣。

其他像是症候群，我們也習慣冠上發現者的名字。所謂症候群，是指綜合好幾種症狀的疾病。讓我簡單說明一下吧。當疾病有特定原因的時候，即使它的症狀再怎麼複雜，一般就用該原因做為病名。但是，過去我們**不太知道疾病是怎麼發生的，所以就將有併發狀的疾病統稱為「〇〇症候群」**。

話說回來，被稱為〇〇症候群的疾病還不少。接下來我要介紹的卡特金納症候群、性染色體異常的透納氏症候群（turner syndrome）、克氏症候群（klinefelter's syndrome）等都是案例之一。

糖尿病的症狀其實有很多種，而且病因也分成好幾類，不過因為尿液裡面有糖（葡萄糖），所以被稱為糖尿病。其實正確來說，也可以叫做「糖尿病症候群」。不過，我們還是習慣叫糖尿病。

另外，有些症候群是現代文明病，像是最近常聽到的代謝症候群（metabolic syndrome）。凡是有腹部肥胖，或出現高血糖、高血壓或脂質異常等兩種症狀以上的人就統稱為代謝症候群。這是從預防重於治療的觀點所訂定的病名。不過就疾病的觀點而言，其判定標準卻仍不夠明確。

除了醫學以外，某些社會問題也會有「○○症候群」的說法。例如，我們常常聽到的斯德哥爾摩症候群（stockholm syndrome），就是指受害者長期與犯人在一起，導致受害者依賴犯人的一種症狀。

男性不孕，竟和氣管、鼻腔毛病有關

其實，卡特金納症候群是相當罕見的遺傳性疾病，首先會出現支氣管擴張症與慢性鼻竇炎（鼻蓄膿）的症狀，但這兩種症狀很類似，所以同時出現的話，就很難判斷。不過，這個疾病有個特徵就是器官轉位。

一般而言，人類內臟的位置都是心臟在左、肝臟在右，可是這些患者卻完全相反。但是，也不能說所有患者都一定如此，大約有一半的病患可能有轉位現象。此外，若是男性患者的話，還可能會有不孕症等，看來這個疾病還挺麻煩的。

然而，唯一肯定的是，這些症狀都是來自於同一個原因，那就是纖毛或鞭毛的運動。

我們的**氣管或副鼻腔會透過上皮細胞表面的纖毛運動，將灰塵或細菌排出體外**。不過，當

纖毛的運動功能發生異常時，就無法有效的排出細菌等異物。於是，在反覆的細菌感染下，**染上支氣管擴張症或慢性鼻竇炎**等疾病。另外，若鞭毛無法發揮功能也會降低精子的運動，造成**男性不孕**。

由於這些症狀起因於自鞭毛或纖毛無法正常運作，所以又稱為**「纖毛不動症候群」**。但是，這些纖毛**並非完全不動，而是這麼一大群纖毛各自運作**，無法同時進行而已。所以，我覺得這個病名不太貼切，改一下比較好。唉，搞醫學或科學的人好像比較挑剔，請大家原諒我的龜毛吧。

纖毛功能：運輸人體必需的蛋白質

大家可能會想，器官的轉位跟纖毛運動有什麼關係？其實兩者關係非常密切。我們人體有三個體軸，那就是前後軸（頭尾軸）、背腹軸與左右軸。長久以來，我們並不知道左右軸是怎麼形成的，不過日本在此議題上已有兩項重要貢獻。其中之一是，理化學研究所濱田博司教授的研究。濱田教授發現，在左右軸形成的初期，有一個基因只會出現在人體的左側，因此就把它稱為「lefty」（左撇子）。

另一項重大貢獻是，東京大學醫學系廣川信隆教授的研究。他發現，當老鼠的驅動蛋白被拿掉（Kinesin，運輸維持生命所需蛋白質，又稱馬達蛋白，其能量來源為儲存於ATP中的化學能）以後，老鼠的左右軸就會失去功能。換句話說，**生物只有在驅動蛋白發揮正常功能，讓纖毛正常運作時，才能維持左右軸**。他原本以為左右軸是由纖毛運動偏向哪一邊來形成的，不過事情似乎沒有這麼單純。

研究顯示，卡特金納症候群是由於負責轉譯微管上馬達蛋白的基因異常所引起的。這個異常導致纖毛或鞭毛無法正常運作，而引發前文所提及的各種症狀。

所以說，只要具備基本醫學知識，即使是像卡特金納症候群這樣的罕病，我們也大概能夠理解相關症狀的原理。

大家記得嗎？我在序章說過「病因」可以指疾病的根本原因——etiology（病因），或到底是怎麼發病——pathogenesis（致病機轉）兩種。以卡特金納症候群為例，如果原因屬於前者，那就是馬達蛋白的異常；後者的話，那麼這些症狀就是由纖毛運動的異常所引起的。

當然，有些疾病的原因並不容易理解。不過，幾乎大部分的疾病都可以用這項理論來思考。或許，專有名詞會讓大家頭昏眼花，但就邏輯而言，卻也不是那麼難懂。我們之所以覺得醫學名詞好像天書一樣，不過是缺乏基本知識而已。**其實，醫學或生物學的理論大多簡單易懂。只要小學五、六年級的程度，就可以一聽就懂**。

我建議大家下次碰到自己或親朋好友生病的時候，先耐心聽看看醫生怎麼說。我們應該試著這樣想，「醫學理論也沒有什麼，醫生既然能說，我就能懂」。

當然，最好的方法是自己先做功課，再將問題說給醫生聽，然後看看自己有沒有說錯。如此一來，我相信醫生也會對你另眼相看，心想：「欸，這個病人不錯喔。」不過，千萬記得不要嘮嘮叨叨，免得變奧客或怪獸病人。

9. 生理物質堆積：刺青、老菸槍的黑肺、鐵質都是

不管是否會對人體造成危害，細胞內會堆積各種物質。有些是細胞自己產生卻釋放不出去，有些是被細胞吸收進來的。而細胞吸收進來的物質當中，也有分天然與人工。接下來，我們就來談談這個主題。

例如，我在可逆性損傷所提到的脂肪肝，就是肝細胞堆滿脂肪的狀態。而高級食材的鵝肝就是把鵝或鴨餵得飽飽的，讓牠們的肝臟堆積脂肪。所以，鵝肝才會是油漬漬的橙黃色。這種強迫餵食的做法因為涉及動物虐待，所以有些國家禁止用鵝肝做菜。然而，愛好鵝肝料理的法國卻認為這是他們的文化，我們只能說法國不愧是美食之都。

細胞的物質累積中，以血管壁中的膽固醇最為常見，也就是所謂的**動脈硬化，亦稱為粥狀硬化**。它的症狀就如同病名一樣，因血管內沾附著粥一般的發炎斑塊（plaque），導致血管越來越窄。而這個斑塊其實是由膽固醇、吞食酯化膽固醇（按：即膽固醇酯）的巨

噬細胞或富含平滑肌細胞所組成的團塊。

此外，鐵質也會在細胞內堆積。雖然人體的細胞有吸收鐵質的機制，卻不知道怎麼將鐵排除體外。所以，多餘的鐵質就會在細胞內堆積。不過，即使細胞內有一些鐵質，也不會對人體造成太大的影響。

另一個常見的例子是黑色素。由皮膚中的色素細胞（黑素細胞）所製造，儲存在黑色素體的小囊（小細胞）裡。當黑色素體被毛髮或皮膚的細胞接收以後，便決定我們毛髮與皮膚的顏色。而黑色素還能夠阻擋紫外線，保護皮膚細胞不受紫外線侵襲。白人罹患皮膚癌的機率之所以比較高，就是因為黑色素不足的緣故（按：黑色素為經由胺基酸酵素作用產生）。

我前面說過好幾次，巨噬細胞非常長壽，會透過吞噬來清除異物。但如果巨噬細胞無法正常發揮功能的話，這些異物就會在巨噬細胞內停留相當長的一段時間。

例如：刺青。大家都知道刺青是用針將各種色素刺在身上，當色素被皮膚上結締組織中的巨噬細胞吞食以後，就一輩子留在肌膚上。但是，應該也有不少人因年少輕狂而刺青，後來卻想把刺青給去除掉。雖然現在可利用雷射分解色素，不過卻**很難去除得一乾二淨**。吸菸的人也是如此。老菸槍的肺會變黑，就是碳顆粒被巨噬細胞吞食而且長期累積的後果。

10. 抗老與細胞分裂，幹細胞與端粒酶

就像人終有一死一樣，老化也是我們無可避免的生理過程。好比說，果蠅或者我接下來會談到的線蟲等，如果同樣的基因在同樣的條件下成長的話，壽命都幾乎相同，我們可以說生命是個十分嚴謹的程序。

然而，包含人類在內的所有哺乳類，因為個體差異極大，因此很難用單一程序來解釋。即使年紀一樣，有些人就是天生老相，有些人就是娃娃臉。自古以來，長生不老是人類追求的夢想，但老去或死亡卻是不可避免的宿命。那麼，我們是怎麼老去的呢？

從早衰症看老化：基因是抗老關鍵

所謂早衰症，是身體快速老化的遺傳病。大家如果看過電視上的相關介紹，應該多

少對患者的症狀有印象（按：患者外貌像老人）。早衰症有好幾種，病因都與基因有關。而且不少研究報告也顯示，這種疾病是ＤＮＡ複製基因或損傷ＤＮＡ的修復能力減弱所造成的。

如果說基因異常會造成早衰症，那麼反過來說，也就代表**基因具有預防老化的功能**。所以我們才會說，ＤＮＡ的複製，也就是細胞的複製、ＤＮＡ的損傷都與老化有關。而且，因為早衰症相當罕見，所以基因的研究更是我們了解老化的重要線索。

其實，不只是早衰症，遺傳性疾病也是生物學的重要課題。例如，有一種罕病叫「地中海貧血」（thalassemia），在日本相當少見（按：在臺灣是常見的遺傳性血液疾病之一）。這是由於血紅素內的球蛋白（globins）無法合成所引起的遺傳性貧血。後來，在調查患者的基因以後，我們才發現正常基因其實具備許多功能。

每每看到這些遺傳病，都讓人感嘆上天真是殘酷。不過，我們必須牢記，是因為這些患者，才讓醫學有了新發現，進而促進醫學的進步，造福更多的普羅大眾。

細胞分裂有極限，得靠端粒與端粒酶酵素

一九六〇年代，當時特立獨行的研究家海佛烈克（Leonard Hayflick）發現了一個很有

趣的現象。一般在培養細胞時，如果培養皿底部都是細胞的話，就要進行移植分盤，讓細胞繼續繁殖。海佛烈克發現，**培養正常人類的細胞時，大約只能分裂五十至六十次，就會停滯不分裂或者因細胞凋亡而死亡，而這就是研究細胞老化的開端**。當時，雖然不知道這項數字如何得出，不過現在認為應該與端粒（telomere，染色體末端的特殊結構，由不斷重複的DNA序列「TTAGGG」所構成）有關。

當細胞一分為二時，就需要複製DNA。人類的DNA由四十六條染色體摺疊而成，各個染色體在分裂以前，需要先進行複製。

雖然這個話題有一點複雜，不過端粒位於染色體末端，複製方式與其他部分不同，需要借助一個叫做端粒酶（telomerase）的酵素。

接下來，讓我們再來談一下醫學用語，「～ase」是酵素的接尾詞，所以複製端粒的酵素就是telomerase。「～ase」的德文用日文來唸的話是「ah-ze」，但英文要唸「yeh-su」。目前使用的醫學名詞雖然大多來自英文，不過學界還是習慣用德文發音，所以telomerase一般不唸te-ro-me-reh-su，而是te-ro-me-rah-ze。

二〇〇九年的諾貝爾生理醫學獎就是由端粒研究奪冠。其中，最重要的推手莫過於伊莉莎白．布雷克本（Elizabeth H. Blackburn）博士。她在研究單細胞生物四膜蟲（tetrahymena）方面，對端粒有重要的發現。四膜蟲跟其他生物不太一樣，它的特性就是染色體會隨著生命週期不斷的增加。於是，她就將這種生物用來研究端粒或端粒酶，並且努力不懈的研究下去。

四膜蟲的特性竟然能幫我們探討人類的老化或癌症，大家不覺得這個進展太厲害了嗎？其實，四膜蟲還有一個諾貝爾獎的紀錄，那就是RNA的酵素功能。一般說來，酵素是蛋白質的一種，但生物學家透過四膜蟲發現，與DNA類似的**核糖核酸RNA也具備同樣功能**。

雖然近年來的研究都注重效用，不過也會有像四膜蟲一樣的研究案例，無心插柳柳成蔭的偉大發現。

幹細胞、端粒酶與癌症、抗老

人體的細胞並不具有端粒酶的活性機制。因此，隨著細胞的分裂，染色體末端的端粒會越來越短。當分裂次數太多，端粒短到一個程度以後，細胞就不會再分裂。這就是所謂的「海佛烈克極限」，而**端粒縮短的現象也是細胞老化的原因之一**。

然而，幹細胞（stem cell）卻具有端粒酶活性的調控機制。二十多年前，除了學界以外，大家都不知道什麼是幹細胞，但隨著再生醫學的發展，這項名詞已經成為媒體新寵兒，讓我們來看看《廣辭苑》怎麼說吧：「幹細胞指活體細胞在生理性增生與分化等過程中，**擁有自我增生或分化能力的細胞**。同時，維持血球、黏膜上皮或表皮等細胞的正常運作。」

血球（血細胞）、黏膜上皮或表皮等細胞的壽命較短，所以需要不停的更新以及製造。一般來說，表皮細胞大概可以維持三至四個禮拜，然後就變成汙垢掉落。這些細胞之所以能這樣循環下去，都是幹細胞的功勞。

幹細胞分為造血幹細胞、皮膚或毛囊等器官上的幹細胞、可在試管中培養的多功能幹細胞。比方說，現在討論得沸沸揚揚的誘導性多功能幹細胞（induced pluripotent stem cell，簡稱iPS細胞）或胚胎幹細胞（embryonic stem cell，簡稱ES細胞）就屬於多功能幹細胞，幾乎所有類型的細胞都可以分化。雖然**日本醫界特別偏愛iPS細胞，但世界各國卻將重點放在ES細胞對於內臟幹細胞的影響**。

內臟的幹細胞會隨著細胞的分化持續運作。而且，**任何幹細胞都具備端粒酶的活性調控機制**，所以端粒不會因為細胞的分裂而磨損。

那麼，有人可能會想，只要讓缺乏活性的細胞，具備端粒酶的活性調控機制的話，就可以預防老化了，不是嗎？不過，事情並沒有這麼簡單。只要用不斷增生的癌細胞來想，就簡單易懂了——當端粒短縮時，會誘發細胞停止分裂，癌細胞就沒有辦法一直增加。

所以，癌細胞同樣需要端粒酶發揮活性調控機制，才能永遠的增生下去。換句話說，端粒酶的活性調控機制是致癌的要因之一。但是，反過來說，我們也可以透過端粒酶的活性調控機制來治療癌症。

研究線蟲與酵母，探索延壽

一般來說，四膜蟲並非常用的研究生物。醫學研究最常用的是老鼠，也就是俗稱的小白鼠。不過，有時也會用一些低等生物。這是因為只要是生物，不管是哺乳類、昆蟲或是低等生物都有共同的生命跡象。例如，我前面說的端粒等分子機構，基本上都與酵母或四膜蟲等單細胞生物相同。

老化的研究中另一個主流就是從線蟲（C. elegans，一般稱為「秀麗隱桿線蟲」）或酵母開始。秀麗隱桿線蟲的體細胞不超過一千個，而且長度只有一毫米。不過，這麼小的生物對於細胞凋亡、老化，甚至RNA干涉（按：RNA interference，簡稱RNAi，由雙鏈RNA誘發的基因抑制現象）等重要生命現象的研究有極大的幫助。

透過秀麗隱桿線蟲的研究，生物學家發現，生物在攜帶變異基因時，得以延長壽命。與壽命相關的基因可分為三大類。第一是控制身體節奏的時間基因。第二就是前面說的活性氧，第三是與神經或內分泌有關的基因，而上述基因都與老化有關。

事實上，單細胞生物的酵母也有生命週期。研究顯示，從酵母到人類都具有調控壽命的機制，那就是 Sir2 的基因。對於酵母而言，如果 Sir2 基因減少的話，就會縮短壽命；反之，活性受到刺激的話，就會活得久一點。而且人體中也有類似 Sir2 的基因。例如 SIRT1 到 SIRT7 的去乙醯化酶（sirtuins）。去乙醯化酶對人類的壽命也可能有極大的關係（按：存在於生物中的蛋白質，與基因轉錄活性關係密切，涉及老化與細胞凋亡）。

七分飽跟長壽無關

透過老鼠的實驗證明，有一個方法可以增加人類的壽命，那就是**限制卡路里**、**飯吃七分飽**，讓自己**維持在飢餓的狀態**。此項研究是利用獼猴調查卡路里與壽命的關係。二〇〇九年，威斯康辛大學的研究小組宣稱限制「卡路里可以有效延長壽命」。三年後，美國國立老化研究所卻提出反駁，他們認為控制卡路里只能讓人活得健康，卻與延長壽命無關。

頭痛了吧，同樣的研究卻出現不同的結果。而且都是耗費二十年以上大型的實驗。或許有人會想：「算了吧，有差嗎？」不過，當我在寫這本書的時候，有學者在一一比較雙方的數據後提出新的論文。

根據該論文的說法，兩個結果之所以南轅北轍，其實是因為餵食或實驗條件的關係。說得也是，除此之外，我們大概也想不出其他理由了。

最後，這篇論文告訴我們，雖然控制卡路里可有效抑制老化與改善健康狀態，卻無法證明可以延長人類的壽命。換句話說，即使實驗的條件都在掌控之中，還是得出這樣的結果。我只能說，這種實驗很難用人體來證明，我們可能永遠不會知道卡路里與壽命的關係。更何況，飯吃七分飽真的很難做到。

我聽說有些人為了活得久一點，總是在計算自己吃下多少卡路里。話雖如此，只攝取平常飲食的七〇％，其實很難持之以恆。所以，有些人願意為了長壽餓肚子，有些人會想餓死不如飽死。我們雖然不能斬釘截鐵的斷定哪個才是維持健康最好的方法。不過，我的好朋友偵探小說家九坂部羊發明了一個「守健奴」的名詞，用來形容那些像守財奴一樣，不惜一切照顧身體的人。

雖然我覺得這做法根本是本末倒置，不過只能說一粒米養百樣人，各有各的狀況。除此之外，控制卡路里與長壽或去乙醯化酶也有極大的關係。那是因為，透過卡路里的控制可以刺激去乙醯化酶的活化。而且，也有實驗證明，當老鼠體內的去乙醯化酶過多時，就能達到延長壽命的效果。

如果未來有藥物可以激發去乙醯化酶活性的話，或許就會是長生不老的仙丹（按：

組織蛋白乙醯轉移酶（HAT）活化基因轉錄、組蛋白去乙醯酶（HDAC）抑制，兩者共同決定基因轉錄；轉錄作用請參考第一六四頁）。據說紅葡萄酒就有一種多酚，可激發去乙醯化酶的活性。雖然目前尚缺乏實證，但或許流行病學宣稱適度飲用紅葡萄酒可以長壽，就是因為這個緣故。不過，我倒認為，能夠控制酒量的人一定克己復禮，極其自律，所以才會與長壽有關。

不抗老，你也很好

老化的原因其實很多，單單我前面介紹的就有DNA的損傷、活性氧、端粒、熱量的攝取，其他還有細胞凋亡、壓力與蛋白質異常等。雖然目前的研究已釐清不少老化的問題，但想要防範全部的因素是不可能的。就像我在第五章說的，癌症是不可能撲滅的，長生不老也是遙不可及的夢想。不過，我們仍可以將老化控制在某一種程度，延緩它的速度，這就是所謂的抗老化。

抗老化的市場之大，不僅是電視廣告多，坊間的醫美診所更是林立、生意興隆。我記得，有一次去某個抗老化學會演講的時候，會場內竟然有穿著迷你裙的漂亮美眉在推銷進口車，當時還嚇了一大跳。不過，我想應該是與會來賓都是有錢醫生的關係吧。

當然，**減少活性氧的攝取**除了抗老化以外，也對身體有益健康。然而，就某種意義而言，老化其實是一種生理過程。我雖然不是鼓吹老就老，怕什麼。只不過大家在掏荷包以前，是不是該想一想這個自然定律？

不是我在自誇，本人的頭髮相當沒有自主性。這個自主性到底多麼缺乏？唉，缺乏到我去參加高中同學會，人家以為我是老師。其實，我在年輕的時候就有自覺了，所以三不五時就會擦一些育毛劑，而且這些藥品當時日本還買不到，必須拜託美國的學弟代購。不過話說回來，還真的是有效。

但是，有一天我突然想這個效果能夠維持多久？而且這些努力真的有意義嗎？事實上，雖然掉髮的狀況已緩和許多，卻改變不了頭髮越來越少的事實。主觀來說，雖然掉髮的狀況沒有那麼嚴重，但就客觀而言，我還是會變成一個禿子。我原本就不是帥哥，頭髮多一點也不會讓我更有女人緣。所以，我就跟自己說何苦呢，而且覺得自己好傻好天真。於是，我就選擇退一步海闊天空，讓自己乾乾淨淨的活下去。至少對我而言，我的人生觀有了一百八十度的改變。

抗老也是同樣的道理，不是嗎？現在的日本已經不是高齡化，而是超高齡社會。所以，老年人健健康康的活著相當重要。因此，我認為這股抗老風潮不一定健康。我雖然比不上赤瀨川原平（按：日本芥川獎作家，以隨筆《老人力》聞名，因書中徹底顛覆老人不可理喻的形象，在日本社會掀起很大的話題），但也不會與自然定律對抗。將「老人化」視為一種正面力量，每天想著：「喔，連這個地方都變老了啊。然後，一點一滴習慣自己的老化，並且與它和平相處，最後覺得老了也不是什麼壞事。」

大阪大學醫學院的學長賴藤和寬教授曾出過一本書，叫做《如果終有一死——虛無的人生理論》。這本書出版十幾年了，而且已經絕版。作者提倡積極的虛無主義，他以為，不管遇到什麼樣的人生難題，只要想到人終有一死，我們就容易心平氣和，不會感到生氣或絕望。事實上，人人都有塵歸塵、土歸土的一天。所以，能夠有這樣的見解也算是真知灼見。

不過換個角度來想，既然人終有一死，不如讓我們把格局放大，從病理學總論的角度來思考，活下去是怎麼一回事。我想，在大家讀完這個章節以後，就會知道即使人看起來活蹦亂跳的，事實上身體器官或細胞卻時常受到外部的攻擊，而如何讓身體的機制各就各位，維持健康狀態，這才是活著的最佳證明。

所謂生病，就是細胞無法應付各種損害、面臨死亡的狀態。不過，即使細胞陷入上述狀態，也不會一下子就嗚呼哀哉。這時的細胞雖然並非正常狀態，不過以專門術語來說，就是在細胞凋亡的病理生理變化下取得新的平衡，以存活下去。就某種意義而言，也可以說是一種自欺欺人。大家不覺得細胞的生存方式簡直就是人類的翻版嗎？

第二章

血液傳奇

——頭暈、貧血、血栓、缺氧，如何找對症狀？

1. 人有多少血？血量男女有別，血管長度繞地球兩圈半

我想應該沒有人不知道什麼是血液，可是為了保險起見，我們還是看一下《廣辭苑》是怎麼說的：「指動物體內循環的一種體液。脊椎動物的血液主要由血球（紅血球、白血球與血小板）與血漿所構成；而血液除了供給氧氣分子與養分至各組織外，同時也會排放二氧化碳等代謝物」。

欸，說得真好，就是這麼一回事。不過，有說好像跟沒說一樣。

人體中的血液約占體重十三分之一。就像《廣辭苑》說的，是由血球與血漿所形成（按：血球約占全部血量的四五％；血漿約占五五％，其中九〇％是水，七至八％是血漿蛋白，其餘為養分、廢物或氣體），而且大部分都是紅血球。

以紅血球在血液中所占的比率來看，男性之正常值為四〇％至五五％，女性則約為三五％至四八％。氧氣與紅血球中的血紅素結合以後，會再透過血液輸往身體各器官。

在我們身體裡有遍布全身的血管，而血液就在血管裡流動，但大家知道血管總共有多長嗎？人體全身的血管竟長達十萬公里，可以繞兩個半地球呢。大家是不是覺得不可置信？其實，大部分的血管都是直徑不到百分之一毫米的微血管，**只能供紅血球大小的血細胞通過**。

而人體的三分之二是水分，血液的主要成分也是水。當體內失去平衡時，組織便會聚積水分，進而造成水腫；或者因為缺乏水分而脫水。此外，遇到流血等大量出血時，還會造成血壓下降，導致休克。

雖然人體受傷時會流血，但只要傷口不大，血液自然會停止。這是因為，在血液細胞的血小板與非血液細胞的血漿中，有一群稱為「凝血因子」（coagulation factor）的蛋白質。藉由凝血因子所製造的血栓，來讓血液凝結、堵住傷口，也就是止血。在日常生活中，我們三不五時就受個小傷，所以對於「止血」已見怪不怪。

不過，請各位想一想，如果沒有受傷，可是血管中卻出現血栓的話，怎麼辦？反過來說，當我們血流不止，血栓卻無法發揮作用又該如何是好？所以說，血液的功能真的非常奇妙，一遇到緊急狀況就會製造血栓，平常沒事的時候就不會製造。

2. 浮腫不等於水腫，淋巴按摩不等於減肥

所謂浮腫，是指組織或身體內堆積水分。在日常生活中，久站或坐太久，腿部便容易出現浮腫、變粗的狀況。我祖母常會搞笑的說：「唉呦，我的腳又浮起來了」。

翻開《廣辭苑》，它的解釋很無趣，寫著：「浮腫等同於水腫」。然而，水腫是指人體組織間隙（interstitial space）聚積過多液體，**醫學上浮腫又比水腫更常見**。（按：身體體液的三分之二為細胞內液，三分之一為細胞外液。而在細胞外液中，四分之三為組織間液〔介於血管和細胞之間〕，其餘四分之一為血漿。）

不過，這裡的**水腫是指身體的組織或體腔**（按：人體內有兩大體腔，即胸腔和腹腔）**聚積大量淋巴液或漿液**的狀態；從外表來看，皮下組織呈現飽滿、膨脹的樣子，俗稱積水、浮腫、溼氣過多。

圖 2-1　人體組織與「水」的進出

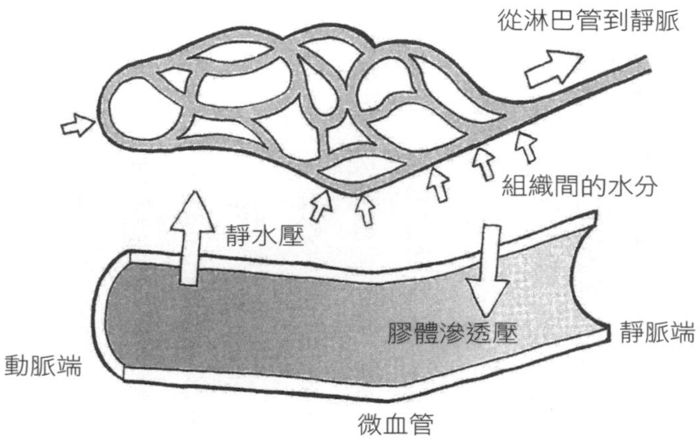

當微血管附近動脈端的膠體滲透壓（oncotic pressure，維持血管內外的水平衡）低於靜水壓（hydrostatic pressure，流體在靜止狀態下所呈現的壓力）時，水分便進入組織。相反的，靜脈端的膠體滲透壓高於靜水壓時，水分則往血管移動。組織中雖然有水分，但多餘的水分將經由淋巴管回到靜脈。

專管水分的平衡機制：膠體滲透壓、靜水壓

「組織或體腔」中的體腔，指心肺所在的胸腔，與胃腸或肝臟隔著橫膈膜所在的腹腔。

胸腔的積水稱為「胸水」，腹腔的積水則稱為「腹水」。那麼，浮腫到底是怎麼形成的？

動脈起自人的心臟，會越來越細、變成微血管，再連接到靜脈（見圖2-1）。在末梢組織中，水分會在血管與血管外的組織之間進出。

雖然這談不上什麼物理法則，不過**水分會透過血管與組織的壓力差，促使液體由高往低處流動**。

血管內水分所產生的壓力會將水分排出。這是利用靜水壓，促使液體從動脈端往微血管流動，再傳輸到靜脈端，讓水分越來越少。

另外一個壓力平衡是「**膠體滲透壓**」。日本的醫學或科學用語大多是在明治時代從英文翻譯過來的，所以有時候會看到不太常用的漢字，真的讓人頭很大。這裡的「膠」指動物的膠質；膠質的日文唸「kou-shi-tsu」，就是英文的 colloid，指在水中像蛋白質一樣由微小粒子組成的分散物質。

雖然水分可以穿過微血管或管徑較細的動靜脈管壁（按：指動脈→微血管→靜脈），不過大分子的蛋白質卻無法通過；而且，血漿中雖然存在許多白蛋白（albumin，維持血液的膠體滲透壓，吸收組織間液進入微血管中），但組織液中的白蛋白含量卻很少。因此，當血管內外的蛋白質濃度不同時，由此所產生的壓力，就是膠體滲透壓。

而在血漿與組織液之間，因為水分能夠穿透微血管，所以透過膠體滲透壓，便能促使水分從濃度低的地方往高處流動，並取得蛋白質濃度的平衡。

也就是說，微血管與動靜脈透過**靜水壓，促使水分從血管內流出，而經由膠體滲透壓的作用，則是使組織中的水分流回血管內**，亦即，人體是由這兩個平衡機制來決定水分的流動方向。

透過靜水壓與膠體滲透壓的平衡機制，可以將水分儲存在組織裡，不過，如果組織中的水分太多，反而會導致浮腫。其中，還有另外一項重要因素，那就是淋巴系統。組織中多餘的水分會滲透到淋巴，但由於淋巴管與靜脈連結，所以從組織滲透出來的水分，最後會經由淋巴系統送回血管。

以上嘮嘮叨叨說了這麼多，相信大家應該有基本的醫學常識了吧。那麼，我們什麼時候會浮腫？其實很簡單，大家想一想就知道了。前面介紹三個與水分進出相關的重要因素，那就是**靜水壓**、**膠體滲透壓與淋巴系統**，所以**只要其中一個「出差」，我們的身體組織就會**開始積水，然後**水腫**。

水腫：肝硬化、腎衰竭、心臟病都有可能

有人會想，浮腫跟生病有關嗎？讓我先說明一下靜水壓上升。當靜水壓上升時，就會促使大量的水分從血管往組織流動，所以造成水腫。例如，靜脈壓上升時，還分全身性與局部性。

全身性水腫指心臟衰竭或心臟無法順利運作的狀況。這個時候，靜脈到心臟的血液無

法順利回流，於是靜脈壓就上升。局部性水腫則是指靜脈發生血栓，血液無法順利流通。關於血栓，我會在後面章節另外說明（按：請參考第一三二頁）。

其次，就是血漿中膠體滲透壓的下降。就像我前面說過的，膠體滲透壓是由血漿中白蛋白的濃度所引起。當白蛋白濃度降低時，膠體滲透壓就會隨之下降。

那麼，什麼情況下才會這樣？

其實很簡單，那就是身體無法製造白蛋白，或是白蛋白流失太多的時候。**如果肝硬化等肝臟方面的疾病，或是營養失調等，人體沒有辦法製造白蛋白**，就會引起水腫。另外，罹患腎病症候群（nephrotic syndrome，由多種病因引起腎臟病變，造成蛋白質透過尿液流失）時，則因為白蛋白流失太多引起水腫。

此外，**腎衰竭的患者因為無法排尿，也容易造成水腫**。也就是說，雖然心臟、肝臟或腎臟等疾病都可能造成身體水腫，不過卻有各自的機制，而且病理都不複雜。

另外，還有淋巴管慢性的堵塞。例如，血絲蟲（filaria）感染就是非常典型的案例。說到絲蟲病（filariasis），大家可能會以為是貓或狗才會得的病。其實，人類也會感染絲蟲病，因淋巴管或淋巴節發炎，造成淋巴系統的堵塞、破壞，最後產生水腫。

當我們鼠蹊部淋巴管堵塞，就會造成下肢浮腫或陰囊水腫。陰囊內堆積太多水分，一般不叫做浮腫，而是陰囊水腫。為什麼陰囊會積水？我們先不討論病因，不過若提到陰囊水腫，最有名的莫過於日本江戶時代的政治家西鄉隆盛[1]，他就是因為感染淋巴絲蟲病，而罹患陰囊水腫。

雖然現在已有絲蟲病的特效藥，病情也是可以獲得控制的。不過，從歷史資料或照片來看，以前的人陰囊腫得真的很嚴重，保證會讓大家跌破眼鏡。到底有多嚴重？有些人竟然腫到坐在椅子上，陰囊卻垂到地上……。欸，這個樣子應該很不方便吧。我也很好奇西鄉隆盛的陰囊腫得到底有多厲害。

消水腫，只是擠壓淋巴堆積的水分

看病時，醫生通常會先**按一按我們的脛骨或腿骨**。這不是在看腳有沒有問題，而是**檢查身體是否出現浮腫**。因為這些部位的皮膚下面就是骨頭，有沒有積水一摸就知道。如果按了以後，手印消退很慢的話，就是「壓陷性浮腫」。**另外，眼窩**（眼睛周圍凹陷處）的結締組織較鬆弛，**也是容易囤積水分的部位**。

1 日本江戶時代末期（一八五三至一八五九年）武士，明治初年曾任要職，推行多項重大改革，被譽為明治三傑之一。

其實，有時候我真的覺得人的身體很奇妙。比方說，為了控制體重，十幾年來我幾乎每天早上都會量體重。每當我暴飲暴食時，當下就想：「完了，體重一定飆升」。不過，這也無可奈何，反正都已經吃下去了。但是，有時三餐明明都很正常，也會突然一個禮拜就胖個一、兩公斤。

更誇張的是，例如，爬山這種渾身大汗、長時間的運動，或是搭乘長途飛機等，都會使水分大量流失，因此必須適時補充水分——但我就是那種連喝水都會胖的體質。有段時間，我研究了很久也查不出個所以然。我想，可能是身體脫水超過一定時間以後，身體就會產生保護反應吧（按：脫水會使身體留下額外的水量來彌補水分的不足）。

雖然量體重是我唯一能夠持之以恆的減肥方法，不過我是一個減肥狂，幾乎各種減肥方法都試過，連淋巴按摩都試過了呢。說實在的，按壓以後多少瘦了一點。不過，我想應該是因為透過按摩將淋巴系統中的組織液擠壓出去（按：血液循環進入微血管時，部分類似血漿的液體會滲出血管進入組織間隙，這些滲出血管的組織液，必須經由淋巴管回流至心臟，才能再度進入血液循環）。

其他像是臉部保養，我也試過。我們家兩位千金出嫁的時候，我做了兩次臉。做了以後，真的有肌膚緊致、神采奕奕的感覺。其實，這跟淋巴按摩是相同的道理。不過，這些都可以叫做減肥嗎？這些手法不過是將淋巴堆積的水分擠出來而已。

除了前面說的絲蟲病以外，切除淋巴結（按：人體抵抗細菌、病毒的重要防禦組織）也會造成淋巴系統堵塞，進而產生淋巴水腫。但比起堵塞的部位，末梢組織，也就是離心臟較遠的地方反而更容易水腫。接受乳癌手術的病人之所以手臂容易水腫，就是因為切除腋窩（指腋下）的淋巴節以後，淋巴系統堵塞的緣故。

當病人發生淋巴水腫時，醫生一般會讓他們穿戴護具（如彈性襪）。這樣就可以促使組織囤積的體液送回淋巴系統。此外，按摩也是常用的治療方法，例如網路上近期熱門的淋巴按摩減肥法。不過，我希望大家理解，其實**按摩與治療完全是兩回事**。

3. 失血一五％沒事，自血回輸怎麼回事？

人自出生以後就不可能沒受過傷、流過血。這道理雖然簡單，不過我們還是來看看《廣辭苑》怎麼說吧：「失血是指血管中血液往外流出的狀況」。嗯，說得真好，一句話就解釋得清清楚楚。不過話說回來，所謂失血除了有身體外在的外出血，還有皮下或腹腔的內出血。那麼，失血過多的定義又是什麼呢？

其實，這個問題很難回答。因為失血還分快慢，不可一概而論。如果只是割到皮膚什麼的，當然無大礙。另外，失血過多的定義也依部位而不同。比方說，出血量不多，但如果發生在腦幹等呼吸中樞的話，就可能威脅到生命。

我前面說過，血液占人體體重的十三分之一。也就是說，一個六十五公斤的人，體內流動的血液約有五公升。不過，人類的身體有一個維持體內平衡（恆常性）的機制。因此，如果失血狀況不嚴重的話，血壓仍然可保持穩定。

大體來說，**一〇%到一五%的失血量不會對人體造成太大影響**。

然而，當**失血量高達一五%到三〇%**的話，我們的身體就會出現某些症狀。例如，**脈搏加快或心跳加速**等。另外，**末梢血管也會開始收縮**，以維持血壓。

不過，上述程度的失血，最多只會引起脈搏加速或末梢血管的收縮。雖然沒有嚴重到急需輸血，但還是需要打點滴補充水分，以便維持血管內的血量（循環血量）。

但如果**失血過多**，**超過三〇%到四〇%**，就會造成**血壓下降**，**引發休克**。日常生活中的休克與醫學的定義不同。

根據《廣辭苑》的解釋，休克一般指：「突如其來的重擊、衝擊」或「出乎意料的情緒波動與心理打擊」等。另外，它還清楚的提到：「休克可能引起末梢血液循環的急速衰竭，導致血壓與體溫下降或意識障礙等現象。病況嚴重者，甚至因大腦、心臟或腎臟等功能障礙而病亡。失血、外傷或細菌毒素等，均為休克的病因之一」。上述所提及的由失血所引起的休克，指「出血性休克」或「低血容性休克」。

低血容性休克乍聽之下很嚴重，其實就是英文的 hypovolemic shock。Hypo 是 hyper＝過多的反義詞。volemic 是 volemia 的意思，vol 指數量的 volume。而emia是血液疾病的接尾詞。例如，貧血的英文 anemia，就是在 emia 前面加上否定詞 an。

另外，-emic 是 -emia 的形容詞，所以 hypovolemic 就是指血量太少的意思。醫學的英文單字雖然多如牛毛，不過大多來自拉丁語或希臘語，而且是字與字的結合。因此，只要抓住訣竅，其實背起來也不會太難。

讓我們回歸正題，當人體的失血量高於三〇%以上，不僅會造成血壓下降、心悸，還會讓運輸氧氣的紅血球數量減少，導致組織的氧氣不足。然後，就會像我在第一章說的，最後導致身體缺氧，引發內臟功能障礙。這時就不能只靠吊點滴補充水分，需要輸血才能救回一命。

放血、輸血，一開始有多「天」？

從中世紀到近代，放血一直是歐美國家常見的療法。換句話說，就是利用人工的方法讓身體流血。例如，醫生希波克拉底就主張「疾病來自於體液的失調」。因此，即使在十七世紀發現血液循環機制的威廉·哈維（William Harvey）也曾奉行此論述，推崇放血療法。

雖然當時醫學不夠進步，沒有什麼有效的治療方法，不過放血卻絕對是大錯特錯。為了讓血液緩慢流出來，放血療法後來研發出不少工具。不過，用放血來治病，只會讓病人越來越嚴重而已。

美國第一任總統喬治・華盛頓（George Washington）臨終前，也接受過放血治療。當時為了治療喉嚨發炎，聽說花了十個小時，足足放了四公升的血。雖然這些血不是一下子流出來，不過這個量還是很驚人。華盛頓的身形高大，據說有一百九十公分，換算下來放血量至少也有總血量的一半。雖然我們不知道他真正的死因，卻極有可能是出血性休克。

與放血相反的，就是輸血。醫學上，真正的輸血療程從二十世紀初開始。當時的輸血跟現在完全不同，是透過手術**將病人的靜脈與輸血者的動脈連結**（稱為動靜脈吻合）。

這是一個難度相當高的手術，不是隨便就可以進行的。

特別的是，輸血的歷史與戰爭有極大的關係。輸血的需求始於第一次世界大戰，機關槍等殺戮武器被大量使用的時候。幸運的是，當時跟現在一樣已有輸血技術，只不過當時用的容器不是現在用的塑膠袋，而是玻璃瓶。

我在後面止血的章節中會提到（按：第一二五頁），一旦血液排出體外就會凝結，這個過程稱為凝血。從前大家不知道如何將血液儲存起來以備後用，直到第一次世界大戰開始之後，有了劃時代的發現，那就是**加入檸檬酸鈉（sodium citrate）**，**防止血液凝結**。

第二次世界大戰發生時，美國為了將大量儲存的血液送往戰場，於是調整了輸血的流程。只是，在當時衛生安全仍有很大的疑慮，也有很多根本沒有必要的輸血治療。

以前輸血是大罪，怎麼辦？

「耶和華見證人」（以下簡稱耶證）是基督教系的新興宗教，他們以嚴禁輸血聞名。從前，日本近畿地區有一位公立醫院的外科醫生是耶證信徒。聽說他不需要輸血就能幫病人開刀，所以吸引一大群信徒蜂擁而至。這新聞雖然年代久遠，不過我記得《文藝春秋》曾經報導過。

美國在過去幾十年以來，因為耶證不能輸血的需求，有十幾家醫院採用「無血醫學」（Bloodless medicine，手術不用輸血）的療法。當然，除了有些醫生也信奉耶證，其他也有人道的考量。

另外，耶證也禁止將血抽出來儲存，因為他們認為那些排出體外的血都是骯髒的。但洗腎就可接受，因為是透過血液透析機，將病人的血液引出、過濾後，再讓洗過的血液流回體內，所以不必另外儲存血液。

後來，還研發出回收式自體輸血。這項方法是利用離心力，將患者術後引流的血液進行回收、抗凝、濾過、洗滌等處理。同時，利用微型濾波器過濾手術中切除的組織，再將血液引流到患者身上。

以現在的醫學來看，過去的輸血治療明顯過於氾濫，但這或許也是一個新觀點，讓我們因此而重新思考輸血的必要性。就像我前面說的，在第二次世界大戰那個年代，有時連貧血也會用輸血來醫治。

幸好，時至現今，放血這種毫無意義又殘忍的療法已被淘汰。由此可見，某個時代大家信以為真的醫學常識不一定就是正確的。這個道理不僅適用於醫學，其實待人處事上，我們也應該拋棄成見且細心觀察。

自血回輸，讓自行車傳奇變騙局

世上有些人因為信仰不能輸血，有些人卻恰好相反，明明不能輸血卻反其道而行，我們稱之為「自血回輸」（blood doping）。

自血回輸是指事先將自己的血液抽出來保存，等到紅血球的數目恢復以後，再將保存的血液回輸到體內的方法。自血回輸除了可用自己的血液以外，還可以**透過紅血球生成素**（按：一種醣蛋白激素，主要由腎皮質部間質細胞合成，幫助骨髓生成成熟的紅血球數）的**荷爾蒙劑**，**增加紅血球的數量**。

只要增加紅血球的數量，就能夠提高血液中的氧氣，以及增強肌耐力，所以特別適合馬拉松這類時間長、強度大的比賽。其中，最有名的例子就是自行車競賽的禁藥疑雲。

這個故事要從美國自由車賽車手藍斯・阿姆斯壯（Lance Armstrong）在環法自由車賽中，創下七連霸的輝煌紀錄說起。坊間謠傳他的成功全靠運動禁藥，也就是使用自血回輸，不過他卻一概否認。

阿姆斯壯曾被診斷出患有睪丸癌，並準備接受化療，但由於使用博來黴素抗癌劑會傷害肺部、造成肺纖維化，可能使他的運動生涯就此結束。因此，阿姆斯壯在走訪所有專家以後，便決定放棄化療，而選擇了另外一種對肺部損害較少的治療方式。後來，他不但成功抗癌，還重返競賽場，創下連續七年的佳績，並且出版一本自傳《重返豔陽下》（*It's not about the bike*）。

但就在他準備宣布退休前一年，卻深陷禁藥疑雲。儘管社會大眾有所質疑，他仍信誓旦旦的說，沒有人比他更清楚抗癌劑對人體的傷害有多大，而且他也絕對不會拿自己的運動生涯來當賭注。然而，這些全都是謊言。

不過，阿姆斯壯的故事確實鼓舞了不少癌症患者。他在書中，描述了自己是如何克服疾病、登上事業高峰。雖然這本書已經絕版，但在當時極其暢銷，感動了上千萬的讀者。只是沒想到，卻因為禁藥醜聞而聲名掃地，就連環法自由車賽的冠軍紀錄也被取消。

順道一提，在禁藥風波以後，有一部電影《是誰在造神？》（*The Program*），就是以阿姆斯壯的職業運動生涯為背景所拍攝的。電影中，有一段在描述主角是如何注射自己的血液或紅血球生成素，其情節非常的寫實。而血液中的紅血球比例，稱為「血比容」（hematocrit）。當血比容值過高時，就有自血回輸之疑。所以，電影中還有一幕是主角為了逃過禁藥抽驗，在很短的時間內施打大量點滴，以便稀釋紅血球的濃度。

話說回來，**有些人的紅血球天生就是比較多**。例如，在冬季奧運勇奪三面金牌的芬蘭越野滑雪選手曼泰羅塔（Eero Mantyranta）。他的紅血球比常人高出許多，常被懷疑是否進行自血回輸，但他的情況卻完全不同。

後來，經基因調查發現，曼泰羅塔的紅血球生成素是因為受體突變，才使得細胞內的訊號增強；這在醫學上，我們稱之為「原發性家族先天性多血症」（primary familial and congenital polycythemia）。這類型的患者，身體本來就會製造大量的紅血球，所以他們等於是處在一個自然的自血回輸狀態。聽起來好像很不公平，不過這是天生體質，與自血回輸無關。

對於比賽而言，使用禁藥不僅是作弊，而且還有相當大的風險。因為當我們利用禁藥提高紅血球數量時，也會**讓血液的黏度增高而引起血栓**。因此，在進行激烈運動時，就容易促使紅血球的數量暴增、黏稠度提高，導致身體面臨危機。

過去，東德等國家也曾為了奪得金牌，讓選手使用禁藥。雖然我們沒有直接的證據，不過這些國家的女子田徑隊，在一九八〇年代所締造的世界紀錄中，很多還維持到現在。

儘管體育界不斷呼籲反運動禁藥，不過偶而還是會聽到醜聞。

生長激素也是運動選手常用的禁藥之一。比方說，阿根廷足球巨星梅西（Lionel Andrés Messi Cuccittini）就是因為小時候生長激素分泌失調，以至於長不高。後來還是巴塞隆納足球隊出錢，讓他接受荷爾蒙治療。如果不是這樣的話，他就會因為個子太小，而無法在足球界占有一席之地。以這個案例來說，梅西施打生長荷爾蒙是為了治病，而不是為了提高運動體能，而且也不是踢足球時施打的，所以並不算使用禁藥。

雖然現在還沒有促進發育的藥物，不過，將來如果有一種藥，讓孩子吃了就變高、變壯的話，會怎麼樣呢？如果做父母的為了栽培運動明星，在小孩子不懂事的時候，不管他們願不願意就讓他們施打生長激素的話，算不算使用禁藥？以梅西的例子來看，這條道德線還真是不好界定。而且，最讓人擔心的是**基因禁藥**。

雖然目前生物學家尚未發現**運動基因**，不過如果有什麼基因與運動體能有關的話，**理論上是可以進行人工導入的**。例如，最近研發成功的基因組編輯（genome editing，又稱基因工程，指在活體基因組中進行DNA插入、刪除、修改或替換），就是一種比較簡便而且安全的技術。在這個年代，基因的議題已經不再是科學小說的情節。

當真如此的話，那麼即使抽驗，也會像曼泰羅塔一樣被認為是體質的關係吧。我雖然衷心希望這一天不要到來，但看著時不時出現的禁藥報導，不禁想或許也有這個可能。

4. 貧血與其說是病，不如說是一種得醫的現象

貧血是日常生活中常見的疾病。所謂「貧血」，一般有兩種解釋。我們都以為，站不穩或**站太久而暈倒**就是貧血，其實就嚴謹的醫學定義而言，這些現象**大多是低血壓所引起**的，稱不上貧血。

《廣辭苑》對於貧血也有兩種說明，其中之一是「某個或部分器官血流減少的狀態，如腦貧血等，又稱為局部性貧血」指的就是上述狀況。

而醫學上的貧血應該是：「指血液中的紅血球與血色素濃度、血比容值等低於常態」。血色素是 hemoglobin，一般而言，**當血紅素濃度降低時就是貧血**。

一旦貧血，體內的氧氣就沒有辦法正常輸送，於是就會產生心悸、喘不過氣或倦怠感。與其說貧血是病名，倒不如說是**生病的一種現象，而且和很多種疾病都有關**。

後天溶血型貧血：紅血球太短命，又被破壞……

我前面說過，醫學邏輯其實很簡單。當**紅血球減少**，就是貧血。因此，貧血大多由紅血球無法順利製造或數量不足所引起。一旦我們流血，造成**血紅素流失就會貧血**。而且，**紅血球的壽命只有四個月**，時間一到就會在脾臟（按：紅血球的過濾器官）內被處理掉。換言之，正常的紅血球若因為某些原因，而迅速被破壞，即代表貧血。

紅血球受到破壞稱為「溶血」（hemolysis），這種情況下的貧血稱為「溶血性貧血」。Hem是與血液相關的接頭詞，例如血紅素的 hemoglobin，或是血比容的 hematocrit。lysis在糖解的章節已經出現過（請參考第五十七頁），就是溶解的意思。這些醫學名詞都有邏輯可循。

溶血性貧血有三大原因，分別為物理因素、自體免疫因素、遺傳性因素。其中，以物理因素最簡單易懂。例如，馬拉松選手因為運動時間太久，腳底微血管的紅血球就會產生一定程度的壞死。

當然，這時只要穿上具有防震功能的跑鞋就可避免。不過，在一九六四年的東京奧運中，勇奪馬拉松冠軍的衣索比亞選手阿比比．比基拉（Abebe Bikila）是光著腳丫子跑的，我猜他腳底的溶血狀況應該很嚴重。

其他像是敲打邦哥鼓等樂器，也會讓手掌微血管的紅血球因為壓迫而壞死。

除此之外，有些疾病也會造成微小血管血栓的生成，導致紅血球無法通過而產生溶血的現象，亦即「微小血管內溶血性貧血」（microangiopathic hemolytic anemia）。

貧血的第二個原因與免疫力有關。所謂免疫力，是指身體在辨識自我與非自我以後，攻擊非自我的機制。機制之一就是與非自我物質結合的蛋白質抗體。

在正常的狀況下，人體不會對體內原有的物質產生抗體，不過有時候會因為某些原因，產生自體抗體，並與細胞或組織結合。**如果紅血球產生自體抗體**，那麼就會引起抗原抗體反應，加快紅血球在脾臟中壞死的速度，我們稱之為「自體免疫溶血性貧血」（autoimmune hemolytic anemia）。

遺傳性溶血性貧血，不會得瘧疾

貧血有時也具有遺傳性，會因基因突變，而引發溶血性貧血。

正常的紅血球是一個中間凹陷的圓形（按：邊緣較厚，中間較薄），這個雙凹盤狀需要各種蛋白質來支撐細胞膜。當這些蛋白質的基因發生突變，導致**紅血球從圓盤形變成球狀**時，就稱為「遺傳性球形紅血球增多症」（hereditary spherocytosis，簡稱ＨＳ）。此病

圖 2-2 紅血球的結構

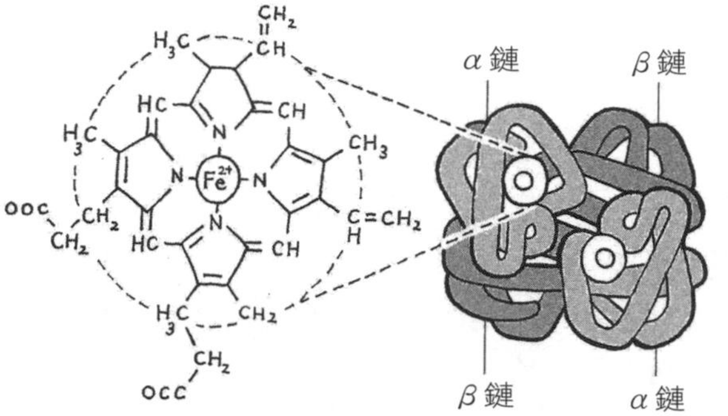

血紅素是一個「四聚體」，各由兩個α與β次單元所結合。其中的次單元均由球蛋白與血基質所組成，而且血基質的中心有含鐵的輔因子。

狀的紅血球因為變形能力比正常的圓盤形低，因此容易縮短其壽命，提早在脾臟中被破壞而產生貧血。

血紅素是血基質（heme）、球蛋白的組合，由四個球蛋白與正中央含鐵原子的血基質結合而成。

再進一步解釋的話，血紅素由兩個α次單元（兩個α球蛋白與血基質）、兩個β次單元（兩個β球蛋白與血基質）所連結而成，如上方圖2-2所示。

其中，有些疾病就是由球蛋白基因的異常所引起。其中之一是「**地中海貧血**」（thalassemias），指身體無法順利製造α球蛋白與β球蛋白，所引起的溶血症狀。

另外一個，則是「**鐮刀型紅血球貧血症**」（sickle cell anemia），因為β球蛋白的異常，使得紅血球的形狀像鐮刀一樣，而導致出現溶血反應。

我想，大家對於地中海貧血或鐮刀型紅血球貧血症都很陌生。因為，這兩種病大多發生在地中海沿岸、非洲與亞洲的瘧疾（malaria）盛行地區，如果不是當地居民，幾乎很少會得到。

為什麼會這樣，大家不覺得奇怪嗎？

事實上，這種血紅素變異的遺傳，常見於瘧疾流行區，而帶有鐮狀細胞基因的人，較不容易得到瘧疾。這裡，讓我們回想一下孟德爾的遺傳定律（Mendelian inheritance）。

欸，在進入這個話題以前，我還是先介紹一下染色體。人類的細胞核有四十六條染色體。其中，有四十四條是體染色體，兩兩一對從一號編到二十二號。剩下的兩條是性染色體，男性分為X與Y，女性則兩條都是X，如下頁圖2-3。

基因表現分隱性與顯性，遺傳性疾病也是一樣。當一對正常基因中的任何一方發生異常，就會發病的話，我們稱為顯性遺傳性疾病。但如果雙方都異常才會發病，那就是隱性遺傳性疾病。球蛋白是體染色體上的基因，每個細胞都有一對。

因此，不論是地中海貧血或鐮刀型紅血球貧血症都屬於隱性遺傳，也就是「體染色體隱性遺傳病」（autosomal recessive inheritable disease）。

圖 2-3　人類的染色體

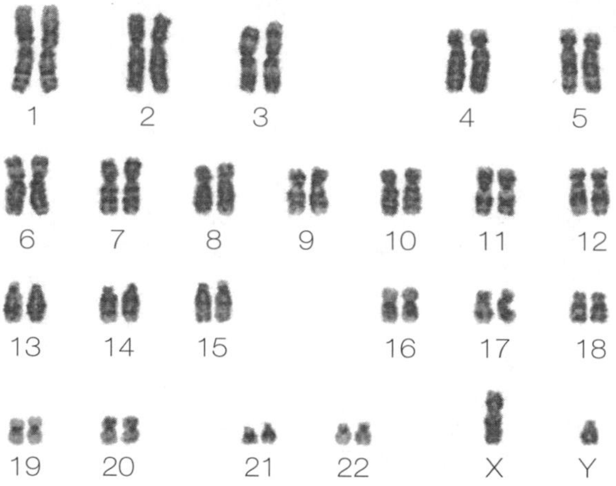

細胞共有 46 條染色體，其中含 22 對體染色體，與兩條性染色體，加起來共 46 條。體染色體依體積大小從 1 號編到 22 號。性染色體方面，則男性有 X 與 Y，但女性兩條都是 X。

換言之，當兩個染色體的基因都異常，就罹患地中海貧血或鐮刀型紅血球貧血症。

反之，只有單一基因異常的話，就不會發病或感染瘧疾，反而能夠逃過一劫。

這種情況下的基因異常，對於身體來說算是瘧疾的防禦機制，所以才會延續下來。

我們也可以換個角度思考，因為有這些疾病，才讓許多人躲過瘧疾。

蠶豆症的原因與畢氏定理（咦？）

另外一個同樣盛行於瘧疾流行區的**遺傳性溶血性貧血**（hereditary hemolytic anemia），就是由葡萄糖-6-磷酸脫氫酶（Glucose-6-Phosphate Dehydrogenase，縮寫 G6PD）異常所引起的（俗稱蠶豆症、G6PD 缺乏症）。G6PD 是 X 染色體的酵素基因，男性有一條，女性則有兩條。蠶豆症是 X 染色體的隱性遺傳，因為與性別相關，而稱為「X 聯隱性遺傳病」（X-linked recessive inheritance）。女性因為有兩條 X 染色體，所以即使其中一條發生異常也不會發病，但男性的 X 染色體只有一條 X，一旦異常就一定會生病。因此，**蠶豆症幾乎都發生在男性身上**。

一般情況下，G6PD 缺乏症是不會產生溶血性貧血的。不過，若服用了治療瘧疾的伯氨喹（primaquine）或者蠶豆就會發作。這是因為，**伯氨喹或蠶豆會產生活性氧**的緣故。就像我在第一章說的，活性氧會傷害到我們的細胞，所以需要分子來中和，而這個中和機制就需要 G6PD。

因此，一旦體內缺乏 **G6PD**，分子便無法正常發揮功能，導致**活性氧越來越多**，**破壞紅血球**。

以畢氏定理（按：直角三角形的兩條直角邊的長度的平方和等於斜邊長的平方）聞名

的畢達哥拉斯（Pythagoras）所領導的邪教也禁止吃蠶豆。自古以來，大家認為蠶豆的形狀長得像嬰兒，所以禁止食用，不過也有人持不同看法。他們認為畢達哥拉斯在愛琴海長大，極有可能是因為缺乏 G6PD，只要吃蠶豆就會發生溶血性貧血，所以才嚴禁教徒不准吃。雖然我們已無法證實，不過這個理由似乎也說得過去。

前面拉拉雜雜說了這麼一大堆，從 G6PD 缺乏症的流行區與瘧疾一致來看，我們也可以說，這個疾病的基因異常其實是對抗瘧疾的一種自我防禦，雖然我們到現在都無法確定，地中海貧血或鐮刀型紅血球貧血症的患者為什會不容易得到瘧疾，不過可以證實的是絕對與缺乏 G6PD 有關。

雖然瘧原蟲會刺激細胞的活性氧，不過當身體缺乏 G6PD 時，因為無法發揮中和的功能，因此除了紅血球遭到破壞以外，瘧原蟲也會被活性氧殺死。一個**偶然發生的基因異常竟然成為對抗瘧疾的良藥**，應該說人類的進化太神奇了。

缺鐵性貧血占最多

接下來，我要介紹因紅血球不足所引起的貧血類型。一般來說，**以缺鐵性貧血居多**，也就是由身體的鐵質不足所引起的貧血。在紅血球的構成要素中，與氧氣結合的血基質因為是一種含鐵的輔因子；當鐵質不夠時，紅血球內的血紅素量就不夠，所以才會發生貧血的症狀。

那麼，人體什麼時候會缺乏鐵質？

這個道理很簡單，連三歲小孩都懂，請大家想看看。答案就是，當我們體內鐵質流失、攝取不足或者無法吸收的時候。還有，如果身體對鐵質的需求量大，也會導致供應量不足。我想，大家或多或少都有上述的問題。當然，貧血的狀況也是因人而異。

首先，是因為鐵質的流失而導致貧血的狀況。

比方說，慢性出血就會因鐵質不足而導致貧血。其他像是胃潰瘍、大腸癌或胃癌等消化系統的惡性腫瘤出血也屬於此類型。此外，女性的生理期（月經）也是其中之一。因為生育期的女性在月經期間容易因失血而缺乏鐵質，所以很多女孩子都有貧血的問題。

如果是鐵質攝取不足的話，大多是因為飲食不均衡，才會缺乏鐵質。建議可多補充含有血基質的食材，來補充人體不足的鐵質，例如紅肉、肝臟。其他非血基質的食材，例如蔬菜、海藻或豆類等，也都含有鐵質。不過，**血基質鐵比非血基質鐵更容易被人體吸收**。

說到鐵質，羊栖菜也是富含鐵質的代表食材。然而，那已經是過去的榮光。根據二○一五年發表的「日本食品標準成分表」，羊栖菜的含鐵量比以前的數值足足少了一成左右，令人不可置信。

市售的羊栖菜大多是將微勞馬尾藻煮過、去除澀味後再風乾的半成品。因為以前都用鐵鍋煮，所以鍋子的鐵質便滲透到羊栖菜裡。不過，現在人們都改用不鏽鋼鍋，所以就無法吸收到鐵質。換言之，羊栖菜本身並沒有豐富鐵質，而是在製造過程中摻雜了鐵質。這明星食材竟然落得此下場……唉，真傢伙還真可憐。

然而，即使我們**攝取足夠的鐵質，如果不能有效吸收**的話，**對於製造血紅素也沒有幫助。鐵質主要由十二指腸吸收**，當我們**缺乏胃酸**的時候，**就會受到影響**。

這也就是為什麼做胃部切除手術以後，鐵質的吸收能力會變差的緣故。另外，茶裡面的**丹寧**（tannin）也會影響鐵質的吸收。不過大家不要擔心，只要避免喝太多，就不會有什麼問題。

另外容易貧血的狀況是，因為身體對鐵質的需求量大，最典型的案例就是**懷孕**。懷孕的婦女除了胎兒的需求以外，還要維持胎盤的血液循環，所以鐵質的需求量相對提高。大概有三到四成的孕婦都有貧血的症狀，嚴重的話，還可能影響到胎兒的發育，絕對不能掉以輕心。

除此之外，**發育中的孩童**因為鐵質的需求增加，所以也容易缺乏鐵質。其實，如果不是生病的話，只要平日多注意飲食就好。不過，一些小女生減肥減過了頭，很容易因鐵質不足而導致貧血。總而言之，大部分的缺鐵性貧血都可以靠保健食品補充鐵質，所以大家大可不必太擔心。只不過我要在這裏奉勸各位，再怎麼減肥也要注意飲食均衡。

維他命不足與惡性貧血

生物除了需要碳水化合物、蛋白質與脂質等三大營養素以外，還需要含碳的有機化合物，也就是我們常說的維他命。其中，以維他命B_{12}或葉酸攝取不足，最容易造成貧血。這兩個維他命也是DNA合成時不可或缺的元素，一旦不足就無法順利製造紅血球。

紅血球是一個無核細胞，它在形成前會透過脫核機制來釋放細胞核。但在此之前，紅血球因為還沒有分化，所以是有核細胞的，我們稱為「紅血球母細胞」（erythroblast）。若葉酸或維他命B_{12}攝取不足時，體內的紅血球母細胞變大，則稱為「巨球性貧血」（megaloblastic anemia）。

缺乏葉酸所引起的貧血，稱作「葉酸缺乏性貧血」（folic acid deficiency anemia）。不過，維他命B_{12}不足引起的貧血比較嚇人，也就是我們常說的惡性貧血（pernicious anemia）。

就性質而言，這兩種貧血極其相似。不過，**維他命B_{12}不足所引起的惡性貧血**，除了貧血以外，還**可能發生知覺障礙**、**意識障礙或失智**等症狀。從前，這個讓大家聞風色變的病，幾乎無藥可救，所以才會叫做惡性貧血。相較之下，葉酸缺乏性貧血就沒有神經方面的問題。但不管是哪一種貧血，只要補充葉酸或維他命 B_{12} 就可以有效改善。

由於我們的人體無法直接吸收維他命 B_{12}，須透過胃分泌的「內在因子」並經由腸道吸收。因此，除了攝取量的問題，如果內在因子不足的話，也會影響維他命 B_{12} 的吸收，引發惡性貧血。

也就是說，當我們體內產生抗體，排斥胃內在因子的話，就可能發病。除此之外，接受胃部切除手術的病人，因為會使內在因子缺乏，所以很容易引發惡性貧血。這就是為什麼在胃部切除以後，病人需要服用維他命 B_{12} 的緣故。

吃肝臟，救貧血？

讓我們將時光退回很久以前的一九三四年，當時喬治．惠普爾（George Hoyt Whipple）、喬治．邁諾特（George Richards Minot）與威廉．墨菲（William Parry Murphy）等三位血液學家，因為發現治療貧血的肝臟療法，而榮獲諾貝爾獎。其實，這個榮光的背後有一段小插曲，接下來請大家一邊聽我說，一邊複習吧。

當時，惠普爾透過定期放血，讓小狗產生慢性貧血，然後再餵食各種食物，觀察哪一種對治療貧血有效。結果發現，肝臟是最有效的食物。各位看到這裡，應該知道這是怎麼一回事了吧。惠普爾的實驗證明，**只要吃鐵質豐富的肝臟，就可以治好缺鐵性貧血**。

話說回來，諾貝爾獎也不是那麼好拿的。後來，邁諾特從惠普爾的研究得到靈感，於是與墨菲共同研究，讓四十五名惡性貧血患者食用二分之一磅（約二百四十公克）燒烤過的肝臟。結果顯示，四十二人中雖然有十一人死亡，卻也有三十一人痊癒。對於原本死亡率百分百的惡性貧血而言，他們的療法可以說是劃時代的發明。

雖然這個療法的機制尚未得到證實，不過還是讓他們獲得諾貝爾獎的青睞。可能有人會想：「蛤？就因為這樣？」對，不過，這個療法再怎麼單純，原本無可救藥的難病，因為一個劃時代的發想而有了轉機（按：肝臟的鐵不是答案，而是肝臟中的B_{12}），說起來也算是實至名歸。關於這個話題，請容許我再多廢話幾句。

其實，**一般人不吃肝臟也不會得到惡性貧血**。因此，有一位血液學家卡斯（William Castle）就懷疑，或許惡性貧血是因為患者在消化過程中，產生某種異常所引起的。因此，他就提高實驗的分量，讓惡性貧血患者食用兩百公克乾燒的漢堡肉。不過，卻看不到實質效果。

於是，他決定讓普通人吃一般的漢堡肉，一個小時候以後，再取出胃裡消化的東西，並且讓惡性貧血患者食用。簡單的說，就是讓惡性貧血患者吃下一般人吐出來的漢堡肉。

看到這裡，大家可能會想：「天啊！不會吧！」事情完全不是你想的那樣。卡叟只是利用軟管將這些食物灌到病人的胃裡而已。話說回來，沒想到這個方法竟然見效了。

也就是說，他的預測一點也沒錯。這個功效不是因為健康的人胃液的關係，而是**胃液中的一種黏液蛋白與漢堡肉中的B_{12}結合，才能發揮某種功效**。所以，他將胃液與漢堡肉裡的因子，分別稱為「內在因子」與「外在因子」。內在因子這個名詞之所以這麼怪，其實就是這麼來的；而外在因子就是後來發現的維他命B_{12}。

後來，維他命B_{12}的分子結構由英國女化學家桃樂絲・霍奇金（Dorothy Mary Crowfoot Hodgkin）證實及提出。霍奇金因為發現維他命B_{12}與盤尼西林（penicillin）的結構而榮獲諾貝爾獎。

順帶說一下，鼎鼎大名的英國首位女首相鐵娘子瑪格麗特・柴契爾（Margaret Hilda Thatcher）在讀牛津大學的時候，就是霍奇金的學生。國外的民情與日本不同，不少頂尖政治家都是物理系的高材生。我多希望日本也有這麼一天。

5. 人體止血的機制：血小板、凝血因子

一般來說，止血就是讓身體停止流血的意思。翻開《廣辭苑》，說到止血也是定義為：「指抑制出血的狀況，亦即不讓血流出來」。換個說法，也就是指「如何控制流血的狀況」。

當我們身體因為血管破裂而流血時，自然會啟動止血機制。這個時候，就靠血液細胞之一的血小板，與血漿中的凝血因子發揮功效。

血小板的凝聚，靠醣蛋白

一般來說，除了紅血球與血小板以外，所有細胞都有細胞核。但話說回來，這也僅限於哺乳類，**鳥類或蟲類的紅血球就都有細胞核**。除此之外，生物中也**只有哺乳類有血小**

板，鳥類或蟲類等則是利用栓球細胞來止血。

然而，在人類進化的過程中，我們至今仍不清楚，為什麼只有哺乳類紅血球與血小板沒有細胞核。

唯一可以確定的是，在細胞分化的最後階段，紅血球會透過脫核機制來釋放細胞核。不過，血小板的情況不同，因為血小板是巨核細胞破裂出來的小塊細胞質。

一般說來，每個細胞都有一對染色體，巨核細胞就像它的名字一樣，因為有一個超級大的細胞核，所以隨著成長狀況，它的細胞核可以高達三十二對染色體，而一個巨核細胞可製造出數千個血小板。不過，血小板的尺寸比一般細胞（直徑十微米左右）小，直徑只有二至四微米。

當血管受傷時，首先是由血小板發揮黏附與凝聚的功能，製造止血栓的血塊。上述功能看起來好像很簡單。不過，可不要小看這個沒有細胞核的血小板，光是這些流程就挺複雜的。

血管的內壁有一層叫做「血管內皮」的細胞。血管內皮具有防止血液凝固的功能，因此血小板不會有黏附或凝聚的現象。不過，當內皮細胞受損時，血小板會黏附於內皮細胞覆蓋著的膠原蛋白。這個時候，就必須透過溫韋伯氏因子（Von Willebrand factor）把膠原蛋白和血小板連結在一起。

圖 2-4　血小板的凝聚

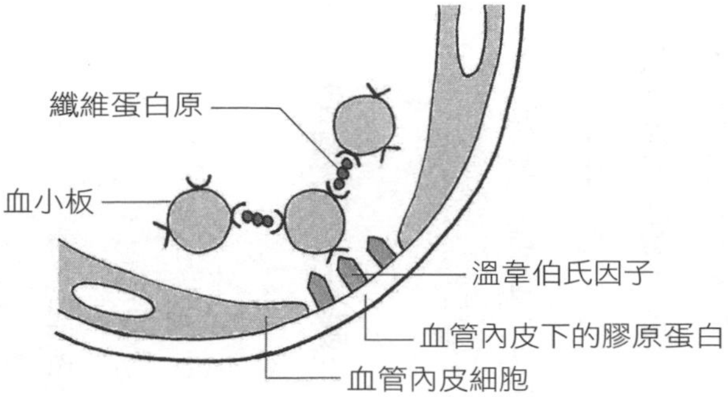

由於單靠血小板與血小板的凝聚是不夠的。因此，血小板就要像橄欖球比賽一樣，擺出列陣爭球的隊形緊緊連結在一起。這個現象稱為「血小板的凝聚」。

血小板與血小板的結合，需要血小板表面的醣蛋白GPⅡb/Ⅲa。而醣蛋白（glycoprotein）能與血漿中的纖維蛋白原（fibrinogen）結合。因此，如上方圖2-4所示，醣蛋白透過纖維蛋白原的仲介，讓血小板慢慢凝聚起來。不過，也有一種先天性的疾病無法製造醣蛋白，那就是「血小板無力症」（glanzmann thrombasthenia），這個名稱聽起來有點可憐，好像血小板在感嘆自己不夠力、沒用一樣。

血小板除了具有黏附與凝聚的功能，也會在過程中活化。《廣辭苑》的定義如下：「活化是指促使或促進停滯功能積極運作」。換句話說，就是血小板的功能不但沒有停滯，還能讓功能從零發揮到十。例如，釋放血小板中累積的鈣離子，或者合成血小板的凝聚物質血栓素A_2（thromboxane）（按：常用作血管收縮劑，可以激活血小板、使其聚集，是治癒組織損傷和發炎的常用藥）。

血栓會製造血塊，因此一般將止血栓出現以前的步驟，稱為**初期止血**。然而，這時的止血栓力道不夠強，容易滯留在血液裡，導致失去原來的功能。所以，我們身體才會有凝血因子（coagulation factor）加強血栓的性能（按：凝血因子若不足將導致凝血功能缺失，產生出血症狀）。

凝血因子：身體的救火隊，部分靠維他命K產生

凝血因子並不是單一物質，而是依羅馬數字從Ⅰ編到XIII，共有十三種。不過，第六因子缺號，所以實際上只有十二種。其中，除了第四因子是凝血功能需要的鈣離子以外，剩下的十一個都是蛋白質。

人體中**只有血漿才會有這些蛋白質**，而且只有在必要的時候才會活性化。例如第八因子活化後刺激第五因子，第五因子活化後刺激第二因子。然後，活化後的第二因子凝血酶（thrombin）再將纖維蛋白原（第一因子）分解為纖維蛋白。最後，血小板表面的纖維蛋

白黏附（稱為聚合）為一個聚合物，而且透過第八因子的橋接，讓纖維蛋白聚合物製造出強而有力的血栓。上述過程稱為「**次期止血**」。

凝血系統就像小瀑布一樣，一個接著一個順流下去。所以，用英文來說不是 fall 而是 cascade，指每一個凝血因子因連鎖反應而活性化。然而，凝血因子的編號是根據發現的早晚，而不是激活的順序，所以背起來還挺麻煩的，我覺得那些想擠進醫學院或參加高考的人可真是苦了。

第十因子需鈣離子才能夠流到纖維蛋白的網狀結構。大家還記得嗎？我在輸血的章節說過，只要加入檸檬酸鈉就可以防止血液凝固。這是因為檸檬酸鈉與鈣結合，就能夠產生不溶性鹽類，避免鈣離子影響凝血反應。

血友病（按：先天性血液凝固異常的疾病）也與凝血因子有關。與纖維蛋白或凝血酶比較起來，大家也更為熟悉。**血友病是第八因子或第九因子基因異常**，導致身體容易流血的一種疾病，而且分為A型與B型兩種。

俄羅斯末代沙皇尼古拉二世（Nicholas II）的兒子阿列克謝（Alexei）就罹患了B型血友病。授命為他醫治的是妖僧拉斯普丁（Grigori Rasputin）。在那個年代，沒有凝血因子可以注射，我猜他所謂的治療就是施法術什麼的吧。否則，以當時的技術止痛還有可能，可是想要止血，那是絕對做不到的。後來，拉斯普丁因此而獲得羅曼諾夫王朝（The

House of Romanov）的寵信，加快俄羅斯帝國滅亡的速度。

另外，凝血酶原（prothrombin）或第八凝血因子等，則是需要維他命K才能產生。**成人可透過飲食或腸內菌製造得到維他命K，但嬰兒卻無法**。也就是說，如果母乳或腸內菌不夠的話，嬰兒就容易欠缺凝血因子。一旦體內沒有足夠的凝血因子，患者就容易因輕微受傷而出血。因此，醫生有時會建議讓嬰兒適時補充維他命K。

幾年前，有一位信奉順勢療法（Homeopathic medicine，以物質稀釋後的超微劑量，來治癒疾病）的助產士給嬰兒服用一種叫做 remedy 的方糖，來替代維他命K，不料卻導致該嬰兒硬腦膜下血腫（subdural hematoma，指位於硬腦膜與蜘蛛網膜之間存有血液淤積）而早夭。我看了這則新聞以後不禁難過的想，如果那位助產士有正確的醫學知識就不會發生這種不幸。

當血管出現血栓，會阻礙血液循環。因此，在**停止流血以後，身體會有一個機制來消除血栓**，那就是纖維蛋白分解（fibrinolysis），簡稱纖溶。這個分解作用靠的是一種叫做胞漿素（plasmin）的蛋白質。然後，像凝血因子一樣，血漿中的胞漿素原（plasminogen）受到組織胞漿素原活化劑（t-PA）等因子刺激，以增加活性。

血小板或凝血因子是身體的救火隊，需隨時出動應付緊急狀況。不過，如果三不五時就出動的話，就麻煩了。因此，我們的血管內層有一層血管內皮，扮演重要的平衡功能。

血管內皮的功能：抗血栓

正常的血管內皮能夠防止產生血栓，也就是抗血栓，這是血管內皮細胞最大的物理性功能。就像我在前文提到的，當血管一受損，血管外面的膠原蛋白，就會使血小板變得黏著。反過來說，因為有血管內皮，血小板才能夠發揮物理性的防禦功能，不會跟膠原蛋白黏在一起。

除此之外，血管內皮也具有抑制血小板或凝血的功能。而且，激發纖溶活性的 t-PA 也是由血管內皮所產生的。

也就是說，當血管受傷時，身體容易形成血栓。因此，在正常狀態下，血管內皮會發揮抗血栓的功能；一旦遇到緊急狀況時，又得促進身體產生血栓。而血管內皮亦具有刺激血小板與凝血的活化因子，促進血栓發揮作用。另外，它還有抑制 t-PA 的胞漿素原活性化因子。

看起來挺複雜的，不過這也是理所當然的，因為如果在需要的時候，身體不能立刻製造血栓可就慘了。所以才需要一個縝密的系統，讓促進與抑制功能相互配合且維持微妙的平衡。其實，血管未受傷也會產生血栓，只不過一下子就被破壞，所以並不會造成什麼影響。

6. 血栓症、栓塞症，差別是？

下述兩種疾病聽起來很像，那就是血栓症與栓塞症。另外一個是血栓栓塞症。上述疾病都不能小看，所以讓我好好的說給大家聽。

血栓症有三大要素

為了讓大家了解人體為什麼會生病，前面花了不少篇幅介紹正常情況下的止血機制，並說明健康的身體是如何運作的。那麼，接下來讓我們進入生病的主題。所謂血栓症，是指一般狀況下不可能出現，比方說明明沒有流血卻出現血栓。

血栓症的原因有三種，分別是**血管內皮功能障礙**、**血流異常或凝血功能亢進**等。這三項原因稱為「菲爾紹三要素」。這個菲爾紹就是我在序章中介紹過的，將細胞病理學發揚光大的菲爾紹。

話說回來，據說這三大要素並不是菲爾紹本人發現的，也沒有人知道這個菲爾紹三要素是怎麼來的。只能說即使是醫學界，也會有隨便打著別人名號的人。

最常見的血管內皮功能障礙，莫過於動脈硬化。就像我在第一章說的，膽固醇等物質堆積在血管壁上就是動脈硬化。堆積物看起來像稀飯一樣，所以也稱為「**粥狀硬化**」。這個時候，血管會變得狹窄，影響血液的流動。除此之外，如果**血管破裂**，血管內皮就會剝離，使身體產生血栓。

血液的異常流動也是重要因素之一。特別是靜脈血流不順暢的時候，會產生鬱血現象，且容易形成血栓。在日常生活中，**腳部的靜脈血液主要靠肌肉的力量運行；藉由肌肉的運作壓縮靜脈，將靜脈血液由末梢壓回心臟**。因這個效果就像擠牛奶一樣，所以又稱為「擠乳作用」（milking action）。

剛做完手術的人，因為臥病在床，無法產生擠乳作用，而容易導致靜脈鬱血，甚至讓下半身產生血栓。這個時候，就會發生接下來要說明的血栓栓塞症，情況嚴重的話，甚至可能猝死。所以，**一般開完刀以後，醫生都會讓病人在術後穿彈性襪**。

最後一個是凝血功能的亢進。白種人常常因為第五凝血因子萊登基因（Factor V Leiden）的遺傳性突變，而有血栓症的風險；日本人則有百分之一可能發生蛋白質S

（按：一種依存維生素K的血漿醣蛋白）與蛋白質C的基因突變。不論是蛋白質S或蛋白質C，都具有抑制凝血的功能。因此，當基因突變的時候，抑制功能也會因此讓血液容易凝結。其他像是**口服避孕藥，也會導致凝血功能亢進**。

說到「抑制」的「異常」，可能會讓大家聽得一頭霧水。其實，不管是抑制還是異常，大家只要將它們都想成負數，然後加加減減就可以了。比方說，凝血抑制功能的異常就是負負得正，這個時候凝血功能就容易亢進。以後再看到雙重或三重否定的句子時，不妨用這個方法來思考看看。

血栓栓塞症：血栓脫落，苦主多為男性

栓塞症是指，血管像被木栓塞住一樣堵住，或者什麼東西堵住血液的流動。不論是固體、液體或者氣體都可能**造成栓塞**，雖然還是**以固體居多**。換句話說，就是其他部位的血栓從血管壁剝離，順著血液流著流著就堵住了。這種狀況的栓塞是由**血栓脫落引起的，所以稱為「血栓栓塞症」**。

該病症幾乎都發生在肺部，因此又稱為「肺血栓栓塞症」（pulmonary thromboembolism）。**這些血栓主要來自下肢、特別是膝蓋以上的部位**。

這道理很簡單，大家想一想血液的流動就懂了。靜脈中的血栓會經過大靜脈，回到心臟的右心房。這個時候，靜脈因為越來越粗，所以不會有堵塞的現象。接下來，血液再從右心室經過肺動脈流往肺部，因為血管越來越細，所以血栓就容易堵住。雖然高達六到八成的患者不會有什麼症狀，但如果是堵塞在肺大動脈的話，隨時可能猝死。所以說，這個病還蠻可怕的。

例如，大家常聽到的**經濟艙症候群**（Economy Class Syndrome）就是其中之一。搭飛機的時候因為一直坐著，所以**身體就無法發揮擠乳作用，讓血液容易瘀積在靜脈**。另外，飛機上比較乾燥，**身體也容易因為脫水，而引發凝血反應**。因此，大家在搭飛機的時候，最好不時動一動腳，多喝水補充水分。不然的話，可是會出人命的。

除此之外，蛋白質S與蛋白質C基因異常的人更容易有凝血的現象。我在想，如果有一天可以透過基因組的分析，了解自己的遺傳基因，或許大家就能夠提早做準備。

血液的循環可以分為肺循環與體循環。肺血栓栓塞症是體循環所產生的血栓，然後在肺循環中堵住的現象。

不過，體循環也會發生血栓栓塞。而且大約有八成以上是因為心臟的血栓破裂所引起。正常人的心臟不太會有血栓，不過那些心肌梗塞，或心臟跳動不規則導致心律不整的人，就容易因為心臟血流的異常而發生這個症狀。

骨折、懷孕也可能造成栓塞症

所有的**栓塞症中，血栓栓塞占了九九％以上**。所以說，只要是血管突然被什麼堵住的話，大多是血栓栓塞所引起的。

那麼，還有哪些栓塞症？其中之一是脂肪栓塞（fat embolism）。當我們發生車禍意外的時候，如果**脂肪組織大量損傷或者骨折，脂肪滴就會滲入血液，然後堵住血管**。我們常說恨之入骨，其實，骨髓正是製造血液細胞的場所。不過，如果骨髓被脂肪細胞堵住的話，就沒有辦法製造。因此，骨折的時候才會發生脂肪栓塞。

然而，脂肪栓塞不只影響血液流動而已。當脂肪滴的脂肪酸傷害到血管內皮，血小板開始凝聚，就會動員白血球破壞周圍的組織。因此，一旦肺部產生脂肪栓塞，就可能導致呼吸衰竭。如果發生在腦部，則會有神經方面的疾病。更可怕的是，其中一成還可能造成死亡。

還有一種栓塞是「羊水栓塞」（amniotic fluid embolism）。我們都知道胎兒在媽媽肚子裡的時候，是浮在羊水裡面的。不過生產的時候，如果運氣不好，**羊水可能會跑到媽媽的血液裡**。羊水裡有胎兒的皮膚、胎毛、胎脂（初生嬰兒身上附著的白色物體），或者黏膜的分泌物質等。當這些東西隨著臍帶靜脈進入母體血液中，就會像我在血栓栓塞症中說的，全部賭在肺裡。

這個時候，孕婦就可能發生一連串可怕的症狀，像是突然呼吸困難、皮膚呈現青紫色的紫紺（cyanosis，紺音幹），然後陷入休克的昏迷狀態。而且致死率高達八成。還好羊水栓塞症發生的機率不高，大約**四萬次的生產中，會碰上一次**。算是不幸中的大幸。日本每年平均有一百萬人生產，所以說每二十五人就有一人因此喪命。

保守估計的話，日本平均一年的孕婦死亡人數大概有四十人。二十五年前的死亡人數是兩百人，五十年前更高達三千人。這個降幅雖然跟生育率的下降有關，不過還是相當可觀。單單從生產次數來看，日本能在五十年內，將孕婦的死亡人數降至千分之一，也算是厲害的了。

紫紺也是我們經常看到的名詞，因為第一次介紹，我就稍微解釋一下。所謂紫紺就是德文的 Zyanose。英文稱為 cyanosis。

根據《廣辭苑》的解釋：「紫紺指局部或全身的血液因為缺氧，使得血液的顏色黯淡，皮膚或黏膜變藍的現象。同時，可能引發血液流動或呼吸異常等障礙」。

紅血球中有許多負責輸送氧氣的血紅素。就像我在第一章中所說的，當血紅素與氧氣結合，血液就呈現鮮紅色，沒有結合就變成暗紅色。在正常情況下，動脈裡的血紅素百分之九十五以上都與氧氣結合。不過，當心臟或肺臟出現問題的時候，就會拉低這個比例，讓血液看起來是青紫色的。嚴謹的說，凡是血液中每毫升有五克以上的血紅素沒有與氧氣結合的話，就是紫紺現象。

以上是栓塞的說明。最後，讓我再補充一個栓塞。那就是**空氣栓塞**（air embolism），這個疾病就像字面上的意思，**指血管被空氣堵塞的症狀**。我們身體如果跑進來一大堆空氣，那麼必死無疑。只不過不知道要多少量才會導致死亡。當然，這個量只有試一試才會有解答。不過，如果你問我空氣栓塞是怎麼發生的話，我倒是可以回答。那就是心臟或肺臟手術的醫療失誤，或者**潛水時一下子就浮出水面**。

在深海潛水時，海水的壓力會讓空氣大量溶入血液。所以，上岸的時候不能夠太快。如果浮出的速度太快，就會讓血液裡的空氣，特別是氮氣在血液中變成氣泡。這些氣泡一旦堵住血液，就會造成空氣栓塞。潛水艇之所以將氮氣瓦斯換成氦氣，就是為了避免發生空氣栓塞的緣故。

另外，使用潛水幫浦的時候，會發出像唐老鴨一樣尖銳的聲音，也是因為氦氣的緣故。我曾去玩具店裡買氦氣的瓦斯罐來玩。我印象最深刻的是，當聽到自己完全不一樣的聲音時，有一種奇怪的感覺，好像不是自己一樣。

7. 梗塞你看不見：從缺血、缺氧，到壞死

接下來，讓我們來了解血栓或栓塞所引起的內臟與組織梗塞。心肌梗塞（myocardial infarction）與腦梗塞（cerebral infarction）一直是死因排行榜的前幾名。我想大家一定都不陌生。

什麼是梗塞？

日常生活中，與梗這個字有關的，大概就只有桔梗花或梗塞了吧。

根據《廣辭苑》的解釋：「梗指①堵住、被堵住。②花梗或花枝」。所以，梗塞指的就是前者。我前面也說過，塞有堵住的意思，所以梗塞就是堵上加堵，堵到不行的樣子。

就醫學的定義而言，「梗塞指動脈因為血栓等的堵塞，讓血流無法流通，導致細胞

或組織壞死」。唉呦，好久沒看到壞死了。壞死指的是指細胞或組織的死亡。陷入梗塞的組織稱為梗塞巢（infarction nest）。所以，梗塞巢就是指血液停止流動，導致缺血性壞死（ischemic necrosis）的部位。

日本人的死因以惡性腫瘤，也就是癌症高居首位。其次是心臟疾病、肺炎與腦血管病等（二〇一四年《平成二十六年》的統計資料）（按：據衛福部統計，二〇一七年臺灣十大死因依死亡率排序，前五名為癌症、心臟疾病、肺炎、腦血管疾病、糖尿病）。**心臟疾病占所有死因的百分之十六，其中四成是缺血性心臟疾病所引起**，換句話說，就是供給心肌血液的冠狀動脈堵住，引起心肌梗塞。而且，百分之十死於腦血管疾病（腦中風）。雖然蛛網膜下腔出血（subarachnoid hemorrhage）也會致死，不過腦血管障礙的死亡大多由腦梗塞或者腦出血所引起，而且腦梗塞占了六成。

日本每年約有七萬人死於缺血性心臟疾病與腦梗塞。此外，每年有五十萬人罹患腦梗塞。可見梗塞在臨床醫學來說，是相當嚴重的疾病（按：根據臺灣衛福部二〇一六年統計，腦中風奪走臺灣人近一萬兩千人性命）。

雖然梗塞大多由動脈的血栓或栓塞所引起，不過還有其他因素。例如，當血管平滑肌收縮產生痙攣，或長時間受到壓迫也會發生。此外，腸道扭曲引發的腸扭轉（volvulus）或睪丸扭曲的睪丸扭轉（testicular torsion），也是血液阻塞後產生的梗塞。如果睪丸扭轉超過六個小時，就會讓血液無法暢通而導致梗塞。

說起來有一點無聊，我記得有一次上課的時候，學生問我：「聽說男人的睪丸如果壓扁的話，是會死人的，真的嗎？」。我後來看了許多資料也找不到標準答案。真令人好奇，到底會不會出人命呢？

梗塞的機率：神經細胞、心肌細胞、骨骼細胞的神救援

當身體開始梗塞的時候，白血球為了清除壞死的細胞，會啟動機制讓身體產生發炎。於是，這些壞死的細胞便被瘢痂取代，最後變成像膠原蛋白一樣的纖維蛋白。這麼一來，梗塞發生的時候，細胞就沒有辦法發揮原有的功能。

器官性質也會影響梗塞的發生機率。例如，腦部或心臟就屬於高危險群。因為這些器官的細胞很怕缺血。像是神經細胞只能維持個三到四分鐘，而心肌細胞最長也不超過半小時。相較之下，骨骼細胞之類的就不怕了。

除此之外，缺血速度的快慢也是重要因素。一下子缺血的話，當然容易導致梗塞。如果堵塞的速度比較緩慢，梗塞就會從健康的血管往缺血組織的血管蔓延。這個時候，負責控管缺氧的蛋白質會製造因子，促使血管內皮增生以抑制凝血。

人體的機制設計得多巧妙。關於缺氧的控管反應，我會在第四章的惡性腫瘤中另外詳細說明。

一般而言，梗塞的部位都是因為缺血，導致組織缺氧而壞死。因此，即使血管一樣粗細，**貧血或肺病的人也會因為血液中的氧氣較少，使血管容易堵塞而發生梗塞**。

前面雖然林林總總介紹了這麼多，其實都是一些簡單的醫學原理，應該不難理解。所以我才會說醫學的理論其實極其單純，一點也不複雜。只要大家掌握基本的概念，下次去看病的時候，就不會有聽沒有懂。

8. 休克：心因性、神經性、過敏性

休克雖然是我們生活可能發生的症狀，不過醫學上的休克卻不同的解釋。接下來，讓我們來了解什麼是休克，以及為什麼會休克。

什麼是休克？

唉，不好意思，我又要把《廣辭苑》請出來了。《廣辭苑》說：「休克有三種狀況，①突然的打擊或衝擊。②遇到意外時的情緒波動或心理衝擊。③（醫學解釋）末梢循環急速的衰竭」。以發生頻率來說，②的機率最高，然後是①與③。

我們在說到神經系統的時候，常常出現中樞或末梢這兩個字眼。所謂中樞神經指腦與脊髓，其他的就是末梢神經。

另外，循環系統有末梢循環，可是卻沒有聽過有中樞循環。蛤？為什麼？沒有中樞的末梢循環是什麼意思？

首先，可以確定的是心臟是人體的中樞。不過，大動脈是中樞還是末梢呢？這就有一點傷腦筋了。根據《廣辭苑》的解釋：「末梢即細枝」。所以說，大動脈就是身體的中樞，而手腳的循環就是末梢。那麼，肺部循環呢？唉，要這麼一個一個想下去的話，真的會一個頭兩個大。雖然定義不是很嚴謹，不過一般書上都寫，**末梢循環就是手腳或身體的表面循環**。嗯，我也覺得就是這樣。請大家不要追問到底是怎樣。欸，反正就是這樣。

當末梢血管中的血液不足的時候，就會造成休克。休克也有各種形式。最單純的，就是低血容性休克。當血液量減少，血液就不容易送到末梢。其他像是重大傷害或身體表面的水分流失，也會讓循環血量減少，陷入休克狀態。

心因性休克與衛生棉條的關係

接下來要談的心因性休克（cardiogenic shock）也不難懂。這是心臟幫浦功能的低下，導致末梢無法充分輸送血液所引起的休克。發作原因大多是心肌梗塞，或心室搏動紊亂的心室性心律不整。其他，像是心包填塞（cardiac tamponade）也會引起心因性休克。

心臟外面有一層心外膜，當某些原因導致心臟與心外膜之間堆積大量的液體，讓心臟無法順利跳動的現象，就是心包填塞。

填塞的英文是 tamponade，與衛生棉條（tampon）的字源相同。基於好奇心，我上網查了一下它的由來。這個時候，Ngram Viewer（https://books.google.com/ngrams）就派上用場了。Google 有一個數據庫專案，蒐集世界上所有的書籍。這個應用軟體就是根據這個數據庫，依照年代別，用圖表顯示名詞出現的頻率。

衛生棉條一詞出現於一八〇〇年，在一八八〇年代以後達到高峰，然後逐漸下滑。我很好奇到底發生什麼事情，卻找不到答案。相對的，填塞卻是一八八〇年左右才出現的名詞。聽說古埃及時代已經有衛生棉條。我猜一八八〇年左右，衛生棉條在歐美各國應該相當普及。

從時代的背景來看，填塞應該是由衛生棉條衍生出來的醫學用語，如下頁圖2-5。透過 Ngram Viewer，我們可以看出許多趨勢。以醫學領域來說，當輸入病理學（pathology）、解剖學（anatomy）、生理學（physiology）、生化學（biochemistry）、分子生物學（molecular biology）等名詞時，可以觀察到各個出現率的變化。其中，病理學、解剖學與生物學從一八〇〇年代開始上揚，出現的頻率與現在類似。相較之下，生化學從二十世紀，而分子生物學從一九六〇年代才開始出現，不過比較顯著的是，現在這兩個名詞的出

圖 2-5 Ngram 分析

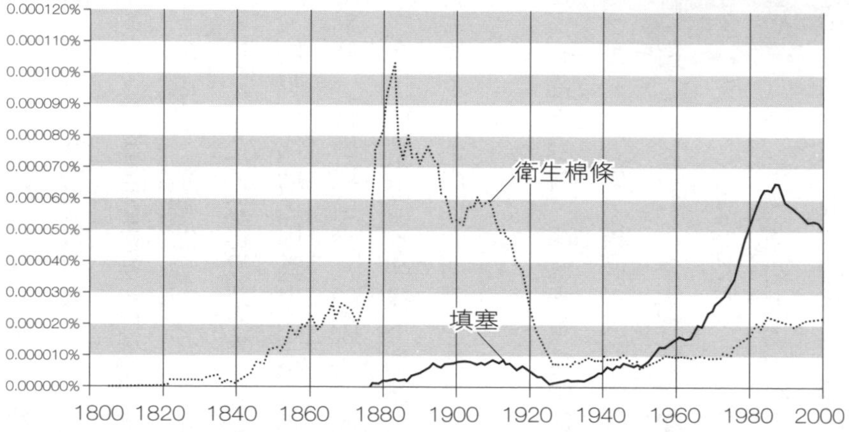

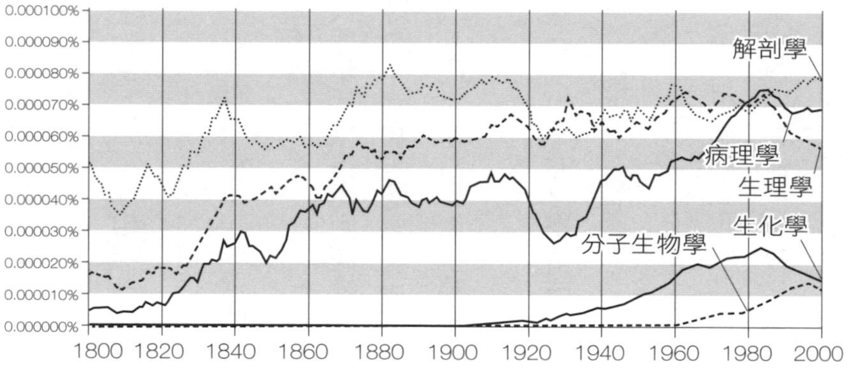

〔a〕衛生棉條與填塞在書籍的出現率。
〔b〕解剖學、病理學、生理學、生化學或分子生物學在書籍的出現率。

現率只有病理學、解剖學與生物學的三分之一。我覺得這個變化反映出社會大眾關心的議題。雖然這個應用軟體只能查詢英文名詞，不過真的很有意思，大家不妨嘗試一下。不好意思，話題又被我扯遠了，讓我們言歸正傳吧。

神經性休克，病人身體卻是暖的

人類的自律神經有交感神經與副交感神經兩種，而且都有拮抗作用（antagonism）。當我們交感神經亢奮的時候，血管會快速收縮或者心跳加快。換句話說，交感神經可以讓血管維持緊張。不過，如果大腦或頸髓等離大腦較近的脊髓受傷的話，**交感神經就沒有辦法產生最基本的刺激**。

如此一來，身體就無法讓末梢血管維持緊張狀態，換句話說就是反應遲緩、血壓下降。這個症狀其實很危險，因為血壓一下子陡降的話，隨時可能猝死，**這就是所謂的神經性休克**。

出血性休克或心因性休克，都會出現休克時的一種代償性反應。也就是說，身體為了緩解休克狀態，於是產生心跳加速、末梢血管收縮與血壓升高等生理反應。這些反應主要是交感神經系統分泌的腎上腺素（adrenaline）或去甲腎上腺素（noradrenaline）等發揮作用。不過，神經性休克會讓交感神經系統失調，所以不會出現這些代償反應。

一般而言，當我們休克的時候，交感神經會出現代償反應，於是皮膚的血管開始收縮，血液流動減少，然後身體變得冰涼。相反的，**神經性休克的病人身體卻是暖的**。英文將這些現象個稱為「cold shock」與「warm shock」。這兩個名詞也很難翻成中文，如果叫做冷休克（指血管收縮）或溫休克（指血管擴張），好像也有一點詞不達意。此外，當我們發生神經性休克時，因交感神經無法發揮功能，所以不會有心搏過速（tachycardia）的問題，不過倒是可能讓**心跳變得緩慢**，出現心搏過緩（bradycardia）的現象。

搞死學生（和病患）的醫學名詞都是外國來的

日本政府在明治時代高舉維新的大旗引進德國醫學。當時的薩摩藩[2]不僅將英國醫師威廉．威利斯（William Willis）奉為國師，還引進英國醫學。然而，當時主導醫學改革的佐賀藩醫師相良知安，因為出身於佐倉順天塾（順天堂大學的前身），他認為「德意志（德國）醫學的水準世界一流」，強力主張想讓日本改頭換面，就應該以德國為師而不是英國。當時的醫學改革之所以能夠成功，都要歸功於他的遠見。

雖然我們很難評論到底誰優誰劣。不過簡單來說，英國注重實效而德國看重學理。如果明治時代當時引進的是英國醫學，我想日本醫學就不會有今天的進步。

我前面也說過，世界上大多數國家的醫學教育都不是用自己的母語。當然像韓國或臺灣是為了與國際接軌，所以主推英文教學。不過，有些國家卻完全相反，有些是因為母語沒有貼切的醫學名詞可以翻譯，不得已才用英文或法文教學。

日本在這一方面就很幸運了。例如將 economy 翻譯成經世濟民，簡稱經濟的福澤諭吉[3]，或將 philosophy 翻譯成哲學的西周[4]，都是歷史上的翻譯高手。

從明治以來，不論文科、理科，都出現不少傳神的日文翻譯。像是分子、原子或基因等不僅充分傳達化學元素的意涵，而且相當貼切。

然而，也不是所有的外文名詞都能夠找到對應的翻譯。從明治以來，許多醫學名詞都直接套用德文（按：由外文音譯成日文片假名）。例如病歷（karte）、石膏（gips）或手術刀（mes）。現在的規矩比較嚴格，醫生的病歷必須寫得清清楚楚，讓誰來看都能一眼就懂。可是從前就不是這樣了。醫生有時候為了不讓病人知道，還會像在寫暗號似的，故

2 亦即鹿兒島藩，江戶時代的強藩之一，位於日本九州西南方，積極推動革新並號召廢除幕府，還政於天皇。
3 日本私立大學慶應義塾大學創立者，明治維新推動者且將經濟學由歐美引進入日本。
4 江戶時代後期到明治時代初期的哲學家，德意志學協會學校（目前之獨協大學）的首任校長。

意將癌症寫成德文的 krebs。

日文的病毒也是德文 Virus 的外來語。而且，日文按照德文的發音唸成 vih-ru-su。病毒的英文雖然也是virus，但要唸 va-i-ra-su。另外，因為病毒可以穿過陶瓷製的細菌過濾器，以前還翻譯成過濾性病原，只不過現在已經不採用。

我們常說的過敏也來自於德文的 Allegie，日文唸 a-re-ru-gih。英文是 allergy，兩個字雖然很類似，不過日文唸成 a-ra-jih。日文的醫學名詞習慣套用德文，常常會跟英文混為一談。那是因為醫學重心從德國移轉到美國以後，日本的醫學名詞就以英語為主。

病毒或者敏感這兩個詞彙，都很難找到貼切的日文翻譯，所以就直接用外來語來替代。還好這兩個名詞與我們的日常生活息息相關，大家或多或少都有一些概念。不過，其他名詞就不一定了。有一些乍聽之下真的讓人一頭霧水。

一九〇二年，法國生理學家夏爾．羅貝爾．里歇（Charles Robert Richet）曾經利用小狗做過一個實驗。那就是透過施打海葵（Sea Anemone）毒素，測試牠們可以忍受多少量。試驗中有一些小狗竟然完全無事。照理來說，這些逃過一劫的小狗應該有免疫機制可以抵抗毒素。不過後來發現，只要一點點的毒素都可能讓牠們休克致死。

phylaxis 在希臘文有「防禦」的意思。過敏性反應的由來就是在 phylaxis 前面加一個 a，代表現象消失、失去防禦能力。過敏性反應的德文是 anaphlylaxie，英文則是

anaphylaxis。

里歇在一九一三年因過敏性休克的相關研究，而榮獲諾貝爾生理醫學獎。其實，他還以研究靈異現象聞名。他在研究中，將靈媒讓鬼魂顯靈或半視覺化的現象稱為靈質（即希臘文的 ectoplasm），我覺得這個名詞造得很好。沒想到像他這樣享譽全球的諾貝爾獎得主，竟然也對怪力亂神感興趣，不禁讓人嚮往那個年代。不過話說回來，大名鼎鼎的牛頓也熱中鍊金術。可能這就是以前的風潮吧。

過敏性休克，什麼叫「過敏」？

人類發現過敏性反應已經有一百多年，隨著研究的日新月進，讓許多事情攤在陽光下。現在，過敏性反應被定義為「組織的肥大細胞（mast cell）或末梢血液中的嗜鹼性粒細胞（basophils），透過免疫球蛋白分泌生理物質時，所引起的急性全身性反應」。

我想如果沒有一點醫學常識，上面這段話應該是有聽沒有懂。其實，我在寫這本書的時候也常常感嘆，專業性的知識還真得不好解釋。就像上面過敏性反應的定義，即使大家句子都看得懂，但是不知道單字是什麼意思的話，當然就聽不懂我在說些什麼了。唉，屁話一堆也於事無補，我盡可能用最淺顯的方法講給大家聽吧。

首先，是肥大細胞與嗜鹼性粒細胞。它們都是細胞的一種，只是我們很少有機會接觸。肥大細胞是皮膚或黏膜內，一顆一顆擠在一起的細胞。從前，因為這個細胞長得飽滿肥胖，所以稱為「肥滿細胞」。我的老師北村幸彥教授很厲害，就是他發現**肥大細胞其實來自於造血幹細胞**（hematopoietic stem cells）。可是，他每次在談到肥滿細胞的時候，大家都會問跟肥胖有關係嗎？讓他煩不勝煩，所以就將名字改為肥大細胞。

唉，大師就是大師，沒有什麼事情難得倒他。

嗜鹼性粒細胞是血液中的白血球。以前上課的時候，老師告訴我們，血液裡有紅血球、白血球與血小板。紅血球與血小板都是單一種類的細胞。相較之下，白血球卻有中性粒細胞（neutrophil）、嗜酸性粒細胞（eosinophilic granulocyte）、嗜鹼性粒細胞、B淋巴細胞（B lymphocyte）、T淋巴細胞（T lymphocyte）與自然殺手細胞（natural killer cell）等。這些細胞各有各的功能。簡單來說，白血球是生物的防禦機制，它的功能就是**將細菌或病毒等病原微生物、寄生蟲排出體外**。

大家會不會覺得，嗜酸性或嗜鹼性粒細胞的名稱很奇怪？難道是喜歡酸性或鹼性的細胞嗎？其實，這是因為嗜酸性與嗜鹼性粒細胞的顆粒，容易染成酸性或鹼性色素而來的。因此，可以染成中性色素的顆粒，就稱為中性粒細胞。我記得有一次小考，有人竟然答案給我寫「嗜蟲性粒細胞」。當時，我覺得太天兵了而想放水。不過後來還是打一個大叉。

這些白血球隨著生理活性物質的分泌，而產生各種不同的反應。這些物質種類繁多，統稱為化學傳遞物（chemical mediator）。嗜鹼性粒細胞與肥大細胞的顆粒非常類似，而且最重要的生理活性物質都是組織胺（histamine）。

肥大細胞或嗜鹼性粒細胞，一旦受到刺激就會分泌顆粒，讓組織胺發揮作用。組織胺有什麼用呢？它可以促進血管擴張、血管通透性（vascular hyperpermeability）亢進、平滑肌收縮或黏液分泌亢進等。可能大家會想，嗯，說得有一點複雜。不過我也沒有辦法，誰叫組織胺這麼能幹呢。

血管一擴張就會導致血壓下降。血管通透性亢進的話，水分就會滲出血管造成身體浮腫。平滑肌存在於腸胃的消化器官或支氣管等部位。可怕的是，當**支氣管收縮的時候，會因為過敏性反應造成呼吸困難**。再加上支氣管黏膜分泌的增加，讓病情更加惡化。

說到組織胺的作用，最明顯的就是被蚊子叮到。蚊子的唾液含有與肥大細胞所類似的組織胺。被蚊子叮到以後，皮膚之所以會紅腫，就是組織胺提高血管的通透性，造成局部浮腫的緣故。而且，皮膚又痛又癢也都是組織胺不好。下次被蚊子叮到的話，大家不妨想：「唉呀，組織胺上場了。」

免疫球蛋白E的功能

以上就是過敏性休克的前半段說明。

接下來，我們來看組織胺等生理物質是怎麼分泌的。我想大家對於免疫球蛋白也很陌生吧。哎，這個也不好解釋。

我在溶血性貧血中，簡單介紹了一下異物反應所產生的抗體。抗體稱為免疫球蛋白，是一種與異物抗原結合的蛋白質。免疫球蛋白共有A、D、E、M與G等五種。

這五種免疫球蛋白有各自的功能。其中，免疫球蛋白E與肥大細胞或嗜鹼性粒細胞的關係最深，有促進顆粒分泌的功能。肥大細胞或嗜鹼性粒細胞表面有免疫球蛋白E的受體，而且上面附著許多免疫球蛋白E。當抗原和免疫球蛋白E結合以後，就會透過受體發出訊號，指示細胞分泌顆粒。這些顆粒中的組織胺，就會發揮我剛剛說過的那些作用。

免疫力是人體為了對抗外來的異物，所產生的防禦性反應。免疫反應所排除的異物稱為抗原。例如我們常說的**過敏，就是免疫力過度反應時的症狀**。

過敏分為四個類型。其中，與過敏性反應有關的第一型過敏，只要與過敏原接觸幾分鐘便會立即發作，所以也稱為即時性反應，而過敏的抗原稱為過敏原。

大家看完我上面的說明以後，是否了解過敏性反應指「組織的肥大細胞或末梢血液中的嗜鹼性粒細胞，透過免疫球蛋白分泌生理物質時，所引起的急性全身性反應」這段話的意思了？

我再說一次，**組織胺的作用快又猛**，所以任何氣喘或呼吸道阻塞，都可能引起**呼吸困難、蕁麻疹、痢疾、腹痛，甚至血壓降低等**。這些症狀光是用想的，都讓人覺得喘不過氣來。何況血壓太低的話，還可能導致休克，所以才稱為過敏性休克。

大家都知道食物或藥物都有可能引起過敏。治療過敏性休克常使用腎上腺素。醫生先用腎上腺素讓血管收縮，提高血壓。有過敏體質的人都是過敏性休克的高危險群。我建議這些人不妨隨身攜帶腎上腺素的針筒，以策安全。

其實，我們常聽到不過被蜜蜂叮一下就喪命的，就是過敏性休克所引起。

過敏性休克的死亡人數一年平均二十到四十人，很難說這個死亡率算高還是低（按：根據臺灣健保資料庫，每年約有三百名過敏性休克案例，其中高達八〇％是藥物過敏性休克）。蜜蜂引起的過敏性休克，不出十五分鐘就有性命危險。如果發生在深山野嶺的話，即使叫救護車也來不及。而且也沒有人會隨身攜帶腎上腺素，所以只是被蜜蜂叮一下也可能死於非命。所以，只能靠我們自己多加小心了。

第三章

懂一些分子生物學，癌症預防一半

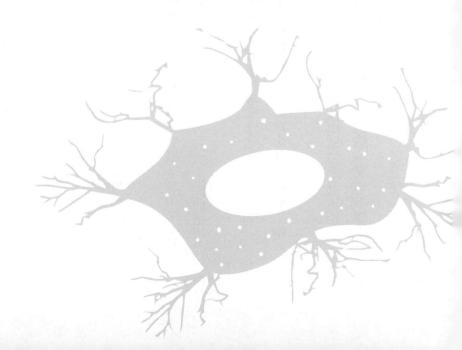

1. 生命科學：分子生物學的基礎

進入二十世紀後半以後，生命科學（按：對微生物、動物、植物等進行研究的科學）出現驚人的進步，而這全都要歸功於分子生物學這門學問。

根據《廣辭苑》的解釋：「**生命科學指從分子層面分析生命現象的生物學**。其中，尤其著重於與遺傳功能之核酸或蛋白質的結構、形成或變化及分子層次機制等」。後面還特別加註「為現今分子生物學之基礎」。

《廣辭苑》說得真好。想要知道什麼是分子生物學，就必須先搞懂目前的生命科學。雖然我前面盡可能避開分子生物學不談。不過，接下來的第四章與第五章會談到癌症，所以還是要對分子生物學有一定的了解。

或許有讀者會想：「還用你說，我早就知道了啊」。那麼就請跳過這個章節吧。相反的，如果對生命科學沒有概念的話，麻煩大家耐心的看下去。因為，這真的一點也不艱深難懂。

重要的是，**身為現代人如果沒有這方面的知識，就會聽不懂醫生在說些什麼**，那麼生病的時候，麻煩可就大了。

在學習新知識時有兩項重點，第一是抓住大方向——也就是事情的原理或框架。不論學習什麼，只要記住它的原理，就大概八九不離十了。其他細項可以根據後來的需求，以原理為主幹添枝加葉，進一步學習就好。如此一來，自然而然就能有全面的了解。

現在的學生很少人會這樣，這令我感到相當不可思議。不管是考試、重要或不重要的事，大家都習慣死記硬背。有時候，我看不下去，會提醒大家學習要有方法，應該從重點開始學習。沒想到，學生們竟然問我：「是喔，那重點在哪裡？」。唉，都念大學了，怎麼還跟三歲小孩一樣。

醫學院學生很多都是從小就上補習班的，根本不知道怎麼自己下功夫學習。即使參加高考，也只會死背歷年題庫，所以他們的知識都是片面的。這種學習方法或許可以輕鬆拿高分，卻無法真正融會貫通。因此，我希望年輕學子能在大學畢業以前學會正確的學習方法。不過，看起來是希望渺茫。

我想，等他們出社會吃到苦頭的時候，就會懂我的用心良苦了。

第二個重點是，在面對全新領域時，必須釐清相關名詞的意思。因為，如果只是一知半解的話，就會看得一頭霧水。其實，主幹的內容或重要的專門用語不會太多，只要用點心就一定記得住。

DNA和基因：「我們不一樣。」

在日常生活中，常常出現DNA這個名詞，我想大家應該都不陌生。DNA是脫氧核醣核酸（deoxyribonucleic acid）的縮寫。我們有時會聽到「DNA基因什麼什麼」的，**不過DNA與基因根本是兩碼事**。DNA基本上是物質的名稱。基因則像我後面會介紹的，比較偏向一種概念。

我們人體的遺傳資訊都儲存在DNA裡面。那它們是怎麼儲存的？DNA靠的就是A（腺嘌呤，adenine）、T（胸腺嘧啶，thymine）、C（胞嘧啶，cytidine）、G（鳥糞嘌呤，guanine）等四種鹼基。

四種鹼基A、T、C、G沿著DNA長鏈鎖排列而成的序列，就稱為DNA序列。DNA存在於細胞核，而且由兩條長鏈所組成。這兩條長鏈有一個重要的規則。那就是**A與T、C與G相互配對**。

二十世紀生命科學的里程碑，就是詹姆斯・杜威・華生（James Dewey Watson）與法蘭西斯．哈利．康普頓．克里克（Francis Harry Compton Crick）所發現的DNA分子結構。他們發現，DNA的結構是A與T、C與G像配對一樣，呈現一個雙股螺旋的形狀。

DNA長鏈的方向並不一致，從合成的方向與化學性質而言，長鏈的前方是5'，相反的那一邊是3'，分別稱為五端（five-prime）與三端（three-prime）。這兩條長鏈為反平行，也就是說，以相反方向排列成一個雙股螺旋的結構，如下頁圖3-1所示。

讓大家嘖嘖稱奇的是，DNA雙股螺旋結構能儲存遺傳訊息。在細胞分裂之前，負責遺傳訊息的DNA會先複製兩份拷貝，而且必須是完全正確的複製，而雙股螺旋模式就是此複製機制的關鍵。

當時，他們假設將這兩條長鏈拆開，其中一條做為模板，就能夠合成出反向的長鏈。然後按照A的對面是T，C的對面是G；相反的，T的對面是A，G的對面是C的方式排列，複製出一條與拆開前一模一樣的長鏈。

雖然這項理論後來已獲得證明，但華生與克里克在發表論文的時候，並不知道他們的推論是對的。

因此，該論文的最後才會語帶保留的寫著：「我們以為這個特殊的鹼基配對，極可能是基因之所以能夠立即複製的機制」。

這篇發表於國際權威雜誌《自然》（*Nature*）的論文其實不長，不過一頁篇幅，文中

圖 3-1 DNA 的複製與基因的發現

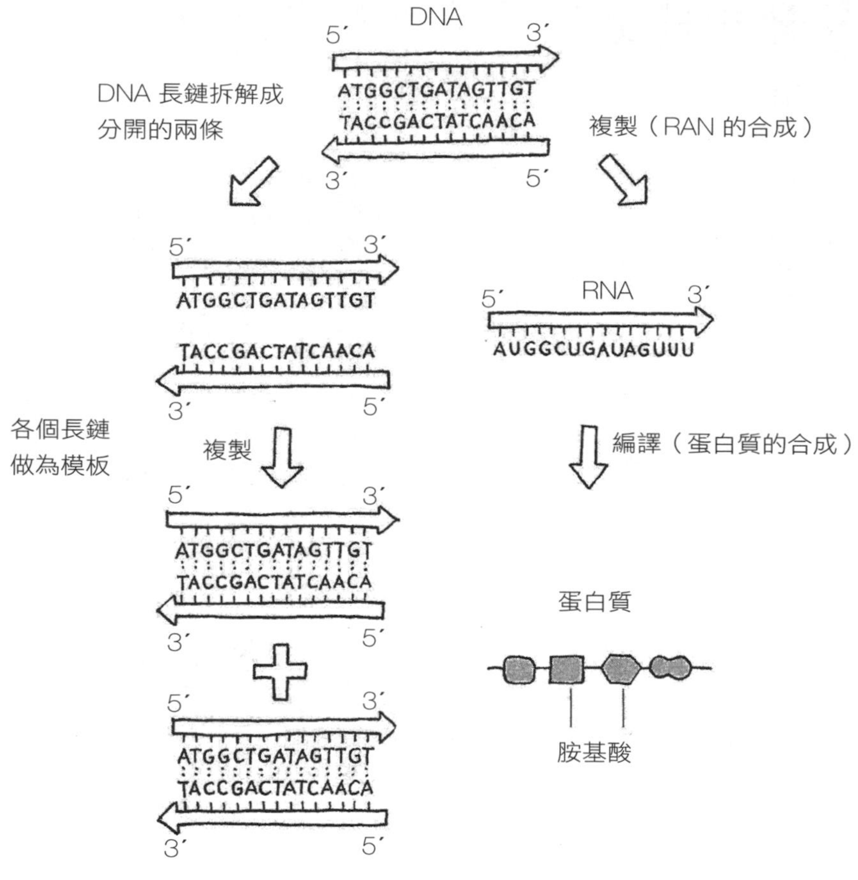

DNA 依 A 與 T、C 與 G 的配對，組成兩條長鏈，（左）DNA 複製時以一條長鏈為模板，依鹼基配對的排列方式進行合成（箭頭）。（右）以 DNA 為模板，轉錄成 RNA（此時的 T 改為 U）。然後，根據 RNA 的鹼基配對，合成蛋白質。

也沒有附帶詳細資料，佐證的只有一張雙股螺旋的模式圖。其實，這也不難理解。因為這個模式的發想，來自於女性科學家羅莎琳・愛爾西・富蘭克林（Rosalind Elsie Franklin）的研究數據。當時，因為富蘭克林與主管不對盤，所以她的主管就將這個剛出爐的數據洩漏給華生。以現在的標準來說，有抄襲之嫌。當然，歷史上我們很少談到「如果論」，不過，如果不是因為華生「偷瞄」的話，發現DNA的這個豐功偉業可能就要轉手他人了。

中心法則：DNA的傳輸靠蛋白質

DNA雖然擁有遺傳的訊息，但本身卻不具任何功能。這些訊息的利用都必須**透過蛋白質來進行**。換句話說，**DNA的訊息最後都會經由蛋白質表現其遺傳性狀**。DNA存在細胞核中，蛋白質卻是由核糖體（ribosome，是細胞質中的一個小胞器），在細胞核外進行合成。

華生雖然鼎鼎大名，但在分子生物學科學家中，如果要說誰最天馬行空，那一定非克里克莫屬。他提出一個假設，解釋遺傳訊息由DNA到蛋白質的過程。他認為，從細胞核中讀取訊息，再將訊息傳輸到細胞質的蛋白質「合成工廠」是RNA。雖然他的論述缺乏實驗佐證，不過後來被稱為「中心法則」（central dogma）。

Dogma有教義的意思，我們當然希望科學歸科學，任何命名都不要牽扯到宗教。不過，這理論既然是克里克這樣的天才教祖所提倡的，所以稱為教條也不為過。而且後來的研究也證明，**DNA的資訊**果然如同他的**中心法則**所說的，**就是從DNA到RNA，最後傳輸到蛋白質**。

RNA與DNA這兩個名詞很類似。從英文來看，RNA的全名是核糖核酸（Ribonucleic acid），比DNA（deoxyribonucleic acid）只少了一個脫氧（deoxy）。其次，RNA和DNA都是鹼基的配對。**唯一的差異是排列方式，前者是ACGU，後者是ACGT**。換句話說，RNA以尿嘧啶（uracil，U）替代胸腺嘧啶（T）。除此之外，基本上RNA是單條長鏈，和DNA也不同。

RNA是以DNA當作模板經由轉錄作用來合成RNA副本（按：透過轉錄作用把訊息由mRNA複製下來；轉錄為DNA→mRNA）。就像複製DNA一樣，RNA會以C配G、G配C的規則來進行配對，但不同於複製DNA的T配A，而是由U取代T，合成出RNA。以上述方式複寫DNA資訊的方法，就稱為「轉錄」。

基因的表現程度，首先**取決於DNA是否轉錄為RNA**。沒有轉錄就不會有RNA，也就不會產生蛋白質來發揮該有的功能。其中，促進轉錄功能並扮演關鍵角色的蛋白質，我們稱之為「轉錄因子」。而在轉錄因子結合區域中，特別是「啟動子」（promoter，亦稱催化劑），就像人體的一個開關，可以決定基因的活動，在遺傳基因上扮演重要的角色，在後面的章節，我還會詳細介紹轉譯因子，大家可要記好了。

那麼，RNA的資訊是怎麼成為蛋白質的？說起來還挺複雜的，為了讓大家更清楚明白，請容我花一點篇幅說明。

在DNA到RNA的轉錄過程中，只有ACGU等四種鹼基，但構成蛋白質的胺基酸卻多達二十種。如果將這四個字母加倍，也不過是四乘以四＝十六，還不到二十。如果是三倍的話，就是四乘以四，再乘以四等於六十四。不要說二十種了，簡直綽綽有餘。

由此可證，就演算而言，其實**只要三個鹼基就夠**了。於是，克里克就發揮他的強項，著手研究三個鹼基的可能性，實驗結果顯示，還真被他猜中了。他證明**三個並排的鹼基＝三聯體（triplet）構成一個胺基酸**，因此命名為「**密碼子**」（codon）。因為密碼子的數目比胺基酸的種類還多，所以有些胺基酸會有一個以上的密碼子。除此之外，六十四種三聯體中，有三個無法構成胺基酸。這三個稱為「終止密碼子」（stop codon），具有抑制蛋白質合成的功能。

2. 基因：把遺傳資訊配對、編碼

前面解說了這麼多，我們總算要來談一談什麼是基因。雖然我們常將基因掛在嘴上，但它的概念卻不太好解釋，而且隨著時代的不同，其樣貌也不同。《廣辭苑》說：「基因是指在分子區域中，由DNA決定生物的遺傳性狀，或者是利用RNA當作遺傳物質的病毒表現」。

遺傳性狀是基因學的特殊說法，可能不太好懂。其實，遺傳性狀的表現，就是指從DNA到蛋白質生物體所擁有的遺傳物質；後段提到的病毒表現就先當作醫學知識來看就好。不過，分子區域就有一點難懂了。根據我前面的說明，簡單來說，這句話是指「最後在DNA中合成的蛋白質」。

維基百科的說明就單純許多：「對於大部分的生物而言，**基因是DNA的催化劑載體**（catalytic support），**可透過鹼基配對規則，將遺傳資訊加以編碼**。相對的，很多病毒基因卻是以ＲＮＡ來進行配對」。

只是，這段話解釋得也不夠直白，若沒有一定醫學知識的話，大概也不知道什麼是鹼基配對規則。其實，就是**由ＡＣＧＴ的鹼基配對，來決定蛋白質如何產生**。

日語維基百科則是將基因定義為遺傳資訊。這麼說也沒有什麼問題，只是不夠精準而已。接著，讓我們來看看英語維基百科的說法：「**由遺傳分子形成的ＤＮＡ區域**」。一般來說，**基因不純粹是遺傳資訊**，倒不如說某個實際的區域或單位還比較正確。

除此之外，《廣辭苑》還進一步解釋：「基因的鹼基配對與蛋白質或ＲＮＡ的一級結構（primary structure）有關」。所謂ＲＮＡ一級結構，就是ＡＣＧＵ的排列方式（按：亦即核酸的序列），並且將ＤＮＡ的鹼基配對複製。接下來，蛋白質的一級結構，則是指二十種胺基酸的序列方式。以上就是遺傳資訊的決定過程。蛋白質最後會成為一個立體的三級結構（按：由若干二級構造單位，可組成一個完整的蛋白質分子），不過基本上，這也是由一級結構，也就是胺基酸排列方式所決定的。

《廣辭苑》還說：「基因的產物或基因間的相互作用，可以調控遺傳性狀的表現。同時，透過生殖細胞代代相傳」。

《廣辭苑》對於基因的解釋相當給力，簡直是包山包海。雖然「透過生殖細胞代代相傳」這句話簡單易懂，但若沒有一定醫學常識的話，一定看不懂前半段的意思。這個還真的很難解釋，不如我們就跳過吧。反正大家知道有這麼一回事就好，搞不清楚也沒關係。

基因組與染色體

前面我順利（應該吧）解釋了DNA、RNA、遺傳資訊的程序與基因定義等。剩下的關鍵字是染色體、基因組與突變。大家加油，再撐一下就說完了。欸，其實最該加油的是我？

我們人體每個細胞的DNA大約有六十億鹼基對，長度加總起來高達兩公尺。這麼長的DNA卻藏在直徑五微米、兩百分之一毫米的細胞核中。

這六十億鹼基對的ACGT排列就是基因組。有些中文翻成基因資訊，但一般稱為基因組（按：指生物體所有遺傳物質的總和）。

二〇〇〇年，人類第一次成功解讀基因組，同時將結果公諸於世。這個人類基因組計畫（Human Genome Project，簡稱HGP）耗費了三千億日圓，由歐美日各國共同參與。

現在，不用十萬日圓就可以調查基因組（按：約新臺幣二萬八千元。臺灣基因檢測相關公司約三十家，檢測價格約千元至十幾萬不等）。成本能夠一下子降低這麼多，當然很不簡單。不過，也是多虧科學家的創意，才能研發出劃時代的機器。或許在進入個人基因組的時代以後，我們就能夠掌握自己的基因資訊，尋求適合自己的醫療方式，但是這個議題因為牽涉到倫理，真的要談的話可能沒完沒了，所以就此打住吧。

人類的基因組分為四十六條染色體。不好意思，又要把《廣辭苑》請出來了，它說：「染色體指真核生物的細胞核分裂時，可觀察的線狀結構體與染色質（chromatin）。主要成分為DNA與組織蛋白（histone）等染色質的鹼性蛋白質。同時，配合生物的種類，DNA中的基因都有一定的數量與型態。體細胞中相同的染色體都是成雙成對，來自於雌雄親株的生殖細胞」。

細胞核中的DNA就像佛珠一樣，纏繞著組織蛋白。四十六條染色體一半來自父親，一半來自母親，其中有四十四條是體染色體。因為兩兩一對，又稱為「同源染色體」，而剩下的兩條是X與Y的性染色體（按：決定個體的性別）。男性是X、Y染色體各有一條，女性則是兩條X染色體。欸，這個我前面也說過了，不過請容我再廢話一次，幫大家複習一下。

總算解釋到這裡了，最後只剩下突變（mutation）。其實，突變的定義不只一種。其中最典型的，莫過於《廣辭苑》的解釋：「突變指子孫或其枝葉中，突然出現與父母完全不同之性質，或父母性質消失之現象」。

突變和達爾文所提出的「進化」

不過，突變不一定會有性質的反映，就現在而言，若將突變視為「**基因組鹼基序列的突然變異**」更為恰當。廣義而言，除了鹼基序列的變化以外，染色體的異常也會造成影響，然而，撇開這些定義不說，到目前為止，我們仍不知道突變的真正由來。

其實，這也是有歷史背景的。突變是十九世紀末到二十世紀初，由荷蘭生物學家許霍．馬里．德弗里斯（Hugo Marie de Vries）所提出的概念。

提到德弗里斯，就會想到孟德爾的遺傳定律，我想大家應該都耳熟能詳。遺傳定律與達爾文的進化論為生物學的兩大圭臬。學術上的研發多如牛毛，我們很難論斷其中的優劣。不過，孟德爾的發現絕對是劃時代的創舉。

可惜的是，遺傳定律在當時並沒有引起社會的關注。直到他死後四十年，才被重新提起。而這項定律後來獲得三位生物學家的認證，其中之一就是德弗里斯。

德佛里斯是荷蘭人，他曾在家裡的馬鈴薯園種植黃花月見草，觀察生物的突變。後來，他發現某些株種因為突變而有不同的性質，而且這個突變還會遺傳給下一代，甚至產生其他突變。最後，他的結論是**達爾文的進化論，其實就是突變的影響**。當時，他的突變就是用 mutation 一詞。

日文將 mutation 翻譯成突變。Mut 是拉丁文的「變化」，與「突然」其實扯不上關係。我想，或許對於當時的日本來說，德佛里斯的概念是一種驚天動地的顛覆，才會翻譯成突變。

在那個年代翻譯成突變雖也無可厚非，不過以現在來看就有一點奇怪了。有些學會也提議應該將「突」去掉，翻譯成「變異」才對。不過，「變異」的層面更廣，可以指變動或變化，感覺上也不那麼貼切。

不過，就目前為止，大家仍習慣沿用突變這個說法。

第四章

何時能打死佛地魔

——萬病之王癌症如何形成？

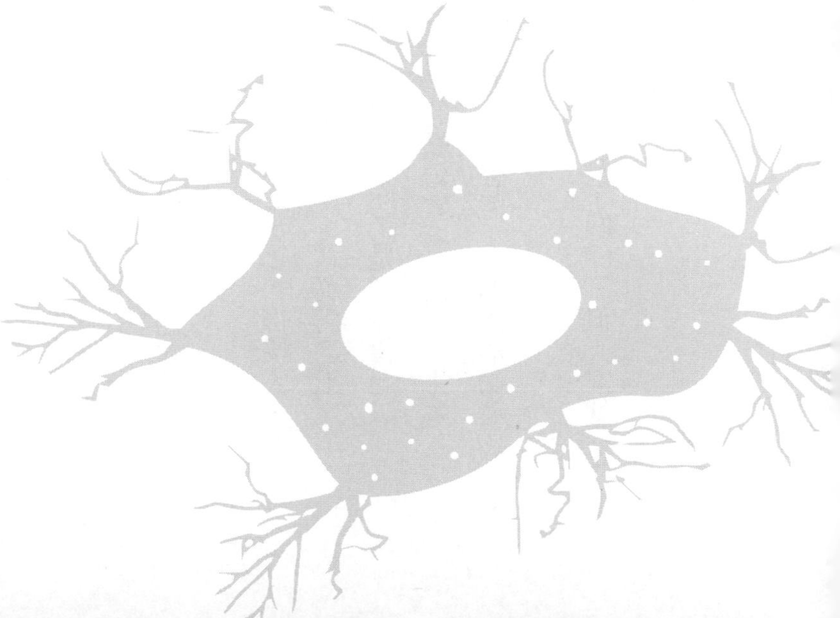

1. 腫瘤，不等於癌症

世上有很多可怕的疾病，但其中最讓人聞之色變的還是癌症。雖然癌症現在已並非絕症，不過依然高居各國死因之首。

癌症之所以被稱為「萬病之王」，最早起源於普立茲獎（Pulitzer Prize）得獎人，美國腫瘤內科醫生辛達塔・穆克吉（Siddhartha Mukherjee）的暢銷書——《萬病之王》（*The Emperor of All Maladies*）。嗯，這個書名下得還真好。這本書除了是癌症傳記以外，也精采介紹了癌症的歷史，日文版書名為《癌症——四百年的歷史》（早川文庫 NF 出版）（按：中文版為《萬病之王》，由時報出版）。這本書相當有意思，有興趣的讀者不妨買來一讀。不瞞各位，日本版的解說正是在下執筆的。

本章一開始也要請教《廣辭苑》的高見。可能有人會想：「蛤？夠了吧」，但大家就稍微忍耐一下吧。

先來看看《廣辭苑》是怎麼解釋：「腫瘤指體細胞過度繁殖所產生的病變。大部分是內臟或組織產生腫塊（突起物）或瘤（膿包）的局部結節。依發生的母細胞來源，可分為上皮性與非上皮性。此外，從繁殖特性又可分為良性（如腺瘤、脂肪瘤、纖維瘤或骨瘤）與惡性（如肉瘤或癌瘤）」。

嘿，它還真會說。本來只要一句「細胞的過度繁殖」就一語概括的事情，可是《廣辭苑》偏要提到體細胞（somatic cell，絕大部分癌病源自體細胞，但不會遺傳給下一代），讓人覺得有點莫名其妙。不過算了，讓我們直跳過吧。

大體來說，當細胞繁殖過多、形成腫塊時，就是所謂的腫瘤。接下來，讓我們來了解什麼是上皮性與非上皮性、良性與惡性。

大家對於「異常新生物」（按：同樣為身體細胞不正常的增生）可能比較陌生，因為這個名詞大概只會出現在死因統計資料中。然而，據近期的死亡統計，日本人約有三成死於異常新生物，該病因已高居死因首位。新生物的英文是neoplasia。neo＝新，plasia＝成長。所以，原來的意思指剛孕育出來的東西。

腫瘤指的是細胞繁殖後的腫塊，新生物比較像是細胞異常增生所形成的。

兩者相比的話，後者涵蓋的範圍更廣。例如，白血病是血液細胞的異常繁殖，而不是細胞腫塊。它雖然不是腫瘤，卻屬於異常新生物的一種。基於這些理由，死亡統計便習慣使用異常新生物的說法，來替代惡性腫瘤。

時至今日，我想應該沒有人不知道癌症吧。日文的ガン就是「癌」，用漢字來表示更有意思。「癌」是病字邊的「疒」加上「喦」，代表生病的「岩石」。換句話說，就是身體出現硬塊的意思。英文為cancer，巨蟹座的英文也是cancer，由此可見癌症的語源和螃蟹有關。

為什麼癌症會與螃蟹扯上關係？有人說，這是因為癌症一發病，就會像螃蟹一樣向外擴散或攀附在身上，或者是癌症是難治之病，就如同螃蟹殼般難以擊破等，眾說紛紜。

其實，癌症一詞可追溯到遠古希臘時代，醫聖希波克拉底早在書中用螃蟹來比喻。不過，因為年代太過久遠，而且當時對生病也沒有什麼概念，還不知道內臟會發生癌症（按：至十八世紀，科學家發現癌症會透過淋巴循環轉移到身體其他部位）。所以，我想，應該是用螃蟹比喻皮膚癌，或身體外部出現的乳癌之類的。

〇〇瘤就是癌症？關鍵詞是「固體」

說起來有一點複雜，其實癌症有兩種解釋。廣義來說，癌症指所有的惡性腫瘤，正確的說，應是指異常新生物。除了胃癌、乳癌以外，有「血癌」之稱的白血病也是因為如此

（按：非實體瘤，而是從體內異常血球的增加開始）。另外，狹義的癌症指**上皮性惡性腫瘤**。《廣辭苑》將之分為：「①惡性腫瘤之總稱，②尤其指上皮性惡性腫瘤」。（按：腫瘤分良性、惡性，而惡性腫瘤之中即包含了癌症）。

換言之，上皮性才是問題所在。**所謂上皮組織**，如同字面的意思，**就是指身體表面或消化道等體腔內的表面細胞**。不過，**上皮性則是指涵蓋外分泌或內分泌的腺體細胞（glandular cell）、肝臟細胞或腎小管上皮細胞等**。就狹義而言，這些細胞產生的惡性腫瘤皆統稱癌症。

那麼，**骨頭、軟骨、肌肉、脂肪組織或血管等非上皮性細胞的腫瘤**又叫什麼呢？這些都稱為**肉瘤**。依細胞來源不同，還可以分為骨肉瘤、軟骨肉瘤或平滑肌肉瘤等。不過，腦部的腫瘤不叫癌症或肉瘤，而是**腦腫瘤**。

一般說來，腺瘤或軟骨瘤等，前面**有〇〇瘤的大多是良性腫瘤**。當然也有例外，像是淋巴細胞的腫瘤就稱為淋巴瘤，因為大部分都是惡性，所以又稱為惡性淋巴瘤。由石棉引發的間皮細胞腫瘤——間皮瘤（mesothelioma）或起源於皮膚黑色素細胞的黑色素瘤（melanoma）雖然也是以「〇〇瘤」來命名，不過也都屬於惡性。這些例外都有其歷史背景，因此學醫總是免不了死記，雖然辛苦，不過也沒有辦法。總而言之，只要不是特殊狀況，廣義而言，**癌症也可以說是惡性腫瘤**。

2. 從細胞異常到癌症，得花十年

正常細胞都有增生能力，否則人類就沒有辦法維持身體的功能。然而，正常細胞本身就具有調控機制，避免細胞過度繁殖。一旦，腫瘤的細胞增生「過多」、脫離正常細胞的控管機制，不斷的增生、形成腫瘤的腫塊，這種狀況就與良性或惡性無關。

良性與惡性，怎麼分？

大家都知道腫瘤有良性與惡性之分，而且結果天差地別，當我們聽到醫生說腫瘤是良性的，大多會鬆一口氣；如果是惡性的話，則是會一臉錯愕，心想怎麼可能？

那麼，良性腫瘤與惡性腫瘤到底有什麼不同？就經驗來說，腫瘤的良性或惡性在診斷上幾乎沒有問題，不過若用詞彙或現象來定義，卻很難劃清兩者的界線。

首先是細胞的分化。細胞會透過分化，形成不同型態結構、功能各異的細胞。而**腫瘤的分化狀態卻不一**，即使與成熟的細胞很類似，但有些**腫瘤**因為**細胞還沒有分化**，所以**很難分辨出瘤細胞的來源**。一般來說，良性腫瘤的分化狀態大多良好。相較之下，惡性腫瘤比較複雜，有完全分化、也有未分化的。（按：高分化的腫瘤，其惡性程度較低且生長慢、轉移率低）。

其中，繁殖的速度也不一樣。欸，其實這也是理所當然的，惡性腫瘤的繁殖速度大多比良性腫瘤快很多。但是，有些良性腫瘤的繁殖速度也挺快的，像是子宮肌瘤，如果未能及早發現，腫瘤就可能越來越大。

癌症會逆襲，從突變開始

然而，惡性腫瘤的繁殖速度又各自不同。很多人可能以為，癌症是一下子發生的，其實並非如此。大部分的**癌症從細胞惡化的初期到被發現為止**，**大概需要十年**左右。在這之中，惡性腫瘤**持續生長惡化**，**其中有些細胞就會開始快速的繁殖**。如此一來，腫瘤惡化的速度也就越來越快；隨著惡性腫瘤的發展，讓癌細胞快速繁殖，而且越來越多。

說到這裡，有些醫生主張癌症可以自然痊癒。我認為，這種主張完全缺乏立論基礎，根本是胡說八道。他們以為癌症雖然性質不同，但都是固定的，而且永遠不會改變。不過，過去的研究已推翻這種論述。因為癌細胞就是因為容易突變，才會不斷的演進。

我不否認有些癌症可以不用進行化療。但是，**癌細胞是會演進的，所以不會維持在同一個狀態**。新的突變會加強癌細胞的增生能力，或是我後面會說明的浸潤，甚至產生轉移等（請參考第二三一頁），讓病情不斷的惡化。所以，癌細胞絕對不可能自己就會好。

癌症的演進從前只是假設，現在則像我後面所說的，隨著致癌基因組分析的精進，已經成為不爭的事實。所以，鼓吹癌症可以不用治療的話，後果想必不堪想像，大家可不要上當。不過，我想大家只要看完這本書，就會對這種荒謬的說法一笑置之。

癌症的三種攻擊性：原發性腫瘤的蔓延速度

良性與惡性腫瘤的最大差別，在於**原發性腫瘤**（primary tumor）的**蔓延速度**。癌細胞從癌部位往周圍蔓延稱為「局部浸潤」（infiltration）；從原來的器官轉移到不同的部位而後增生，叫做「轉移」。如果腫瘤只發生在原來的部位，那麼只要切除就好。一旦發生浸潤或轉移，那就麻煩了，癌細胞會大量繁殖。

好在，良性腫瘤因為生長速度緩慢，所以大多數並不會侵犯到周圍組織。然而，如果是惡性腫瘤的話，就會進一步**浸潤或破壞。換句話說，就是周圍的正常組織會遭到惡性細胞的侵蝕**。

此外，因為癌症可能浸潤周圍組織，所以醫生在手術時必須注意癌細胞是否切除乾淨。這個時候，醫生會從腫瘤組織中取樣，交由病理醫生診斷。這是手術的一環，分秒必爭，一般稱為「術中病理診斷」（又稱冷凍切片診斷）。

一般來說，用顯微鏡觀察的切片都是石蠟切片法製備的。不過，為了節省時間，術中病理診斷切除的腫瘤組織有時會改用冷凍切片機來製作冷凍片，作為診斷的依據。只是，如此一來，細胞形態不似石蠟切片維持那麼好，不但提高了診斷的難度，更考驗病理醫生的功力。因此，就某種意義而言，更顯現出病理醫生的重要性。

轉移是惡性腫瘤特有的現象。因為良性腫瘤不會轉移，所以反過來說，如果發生惡性轉移（Metastasis）就一定是惡性腫瘤。腫瘤的轉移有三個途徑。**其一是播種**，指肺部的惡性腫瘤蔓延至胸腔、消化道或肝臟等的腫瘤進入腹腔，然後像種子一樣到處擴散，讓胸腔或腹腔積水。

另外是經由淋巴管的淋巴轉移（lymphatic metastasis）、血管的血行轉移（hematogenous metastasis）。淋巴管就像我在第二章提過的，它的功能是將體液送回靜脈系統，所以朝一定的方向流動，而且在很多地方都有淋巴結。因此，當腫瘤細胞進入淋巴管就會順著淋巴流動。當然也有例外，但基本上淋巴結轉移，大多是從腫瘤附近開始一步一步的蔓延。

前哨淋巴結

乳癌手術中進行的「前哨淋巴結切片術」（sentinel lymph node biopsy），就是利用淋巴轉移的特性，來切除腋下淋巴結，這在醫學上又稱為「淋巴結廓清」（dissection）。從前，因為癌症可能轉移到淋巴結，所以手術的時候，習慣將患者腋下的淋巴結全部切除。不過，這麼做病人的患側上肢會出現淋巴水腫（請參考第九十九頁）。其實，**手術的用意是消滅癌細胞，沒受到腫瘤侵襲的其他部位當然不需要切除**。

前哨是探聽敵情或把風的意思，直譯的話，sentinel lymph node 就是「把風的淋巴結」，這種翻譯很奇怪，所以一般稱為**前哨淋巴結**，指**第一個受乳癌細胞蔓延的淋巴結**。因為色素或微量的放射性同位素（radionuclide）容易進入淋巴管，所以醫生在手術前，會先在腫瘤周圍注射這些物質，讓它們順著淋巴流動。而染到色素或有放射線的淋巴結，就是所謂的前哨淋巴結。

腫瘤細胞也會透過淋巴系統擴散，只要**癌症出現淋巴轉移**，**就表示淋巴結有癌細胞**。因此，醫生在動手術的時候，會先透過顯微鏡觀察前哨淋巴結的切片，確認是否有癌細胞。只要在前哨淋巴結觀察不到癌細胞，我們就可以判斷沒有發生淋巴轉移，不需要進行淋巴結廓清手術，降低病人在術後出現淋巴水腫的機率。

血行轉移是指腫瘤細胞進入血管，在其他內臟器官形成轉移性癌症。相較於淋巴轉移在腫瘤附近蔓延，血行轉移則出現在完全不相干的部位。此外，它還有一些特徵，像是**肉瘤比癌症更容易發生血行轉移**，或者**與動脈相比，腫瘤細胞更容易進入靜脈**等。

3. 癌症統計學：檢視死因，預防疾病

統計是生活中非常重要的工具，而懂得統計的概念思考更是非常重要的生活能力。比方說，分析問卷調查的結果就必須運用統計學。英國首相班傑明・迪斯雷利（Benjamin Disraeli）曾說：「謊話有三種。謊話、天大的謊話與統計」，意思是：正確的統計只有靠正確的解釋才能抽絲剝繭，還原事情的原貌。

癌症死亡率逐年下降

所謂**流行病學**，並不是針對個人，而**是分析一群人的病狀，找出病因與預防方法**的學問。雖然流行病學的研究也涉及癌症或文明病等，不過還是以傳染病為主。其中，最有名的就是十九世紀中期，病原微生物（pathogenic microorganism）所引起的**霍亂**

（cholerae）。這就是**流行病學的開始**。

話說，一八五四年的大城市倫敦髒亂不堪，在蘇活區還爆發了一波致命的霍亂疫情。當時，大家都以為是因為空氣品質太差，也就是瘴氣的緣故。然而，約翰・斯諾（John Snow）醫生卻細心的蒐集感染者的資料，畫了一張霍亂地圖，最後發現有一口井，喝過的人都被傳染的事實。

後來，政府封閉了那口井，才遏阻霍亂的蔓延。雖然當時並未能釐清霍亂原因（霍亂弧菌搞的鬼），但疫情也算是緩和下來了。由此可見，流行病學有時候是一種非常有效的手段，例如惡性腫瘤的流行就讓我們了解有關腫瘤的重要知識。

不論男女，日本人**死於癌症（廣義來說是惡性腫瘤）的比例逐年升高**。二〇一三年大概是一九八五年的兩倍（按：據臺灣衛福部統計，癌症仍然高居國人死亡率第一名，平均每三分三秒就有一人死亡）。大家可能會想，醫學不是一直在進步嗎？怎麼可能？其實**這跟社會的高齡化有很大的關係**。就年齡與死亡率的關係來看，女性罹癌率從一九六〇年有逐年下降的傾向，男性罹癌率雖然從一九九五年開始稍微增加，不過總體來說還是下滑的。所以說，還是多虧醫學進步的緣故。

另外，不管男性或女性，日本人的胃癌死亡率也明顯下降。這當然是因為政府宣導早期治療、早期發現的成效。不過，我想罹患率（指一定期間內發病的機率）之所以變低，應該是飲食生活改善的緣故。此外，就像於後文會說明的幽門螺旋桿菌（按：第二六五頁），當大家知道幽門螺旋桿菌（Helicobacter pylori）會發生胃癌，便開始注重居家衛生，所以才使胃癌發生率降低（按：依據臺灣衛福部二〇一六年癌症登記報告，胃癌已連續七年下降，與飲食生活習慣改變有關）。

罹癌機率：男女、環境、飲食都有關係

子宮癌發生的機率也比過去半個世紀少了許多。這是因為，女性罹患癌症的機率大幅下降的緣故。不過，讓人意外的是，**乳癌的死亡率卻還是持平**。雖然治療方法已日新月異，不過因為罹患率相對提高，所以就兩相抵消了。（按：依衛福部公布之「癌症申報發生人數」，臺灣女性乳癌人數比率高達二五％，即每四名女性癌友中，就有一人罹患乳癌；乳房攝影篩檢，可降低近四成的乳癌死亡率）。

大腸癌的罹患率也有上升的傾向。日本人罹患乳癌或大腸癌的機率本來就比歐美各國來的低，之所以會有這個趨勢，應該與日本人的生活型態有關，（按：根據衛生福利部統計處調查，二〇一八年國人十大死因當中，癌症連續三十七年排名第一位。其中，大腸直腸癌為第三名）尤其現在大家都喜歡西式飲食。另外，雖然日本人罹患胃癌的機率比歐美

人高出許多。不過，近幾年因為生活型態或飲食習慣的改變，已有逐年下降的趨勢。

根據針對住在夏威夷日人的癌症調查顯示，**環境是相當重要的因素**。第二代的美籍日裔發生胃癌、大腸癌或乳癌的機率，介於一般日本人與夏威夷人之間。我在得知這個調查報告後，覺得流行病學簡直是太厲害了。大家以為呢？

所有人都可能罹患，注意好發年齡

罹患癌症，一個細胞通常需要五到六次的突變。換句話說，這個突變是日積月累而來的。概括來說，年紀越大越容易罹患癌症。就像我在前面說過的，癌症的罹患率需配合年齡進行修正。

表 4-1　臺灣癌症好發年齡

年齡（歲）	癌症類型
0-19 歲	血癌、腦癌、淋巴癌、甲狀腺癌。
20-30 歲	甲狀腺癌、淋巴癌。
30 歲以後	女性為乳癌；男性為大腸癌及口腔癌。
60 歲以後	大腸癌、肺癌、肝癌。

*資料來源：臺灣癌症基金會。
*此為繁體版新增內容。

就整體的癌症罹患率來看，**二十歲後半的男女都有上升的傾向**。不過，兩者的曲線些許不同。女性像坐雲霄飛車一樣一路飆升，男性卻是從五十歲才開始急速增加。

因此，**三十歲後半到四十歲的女性是癌症的高危險群**，但**六十歲以後，男性卻明顯得高過女性**。理由之一就是，乳癌或子宮頸癌大多集中在年輕女性，不過男性的攝護腺癌，卻以高齡男性居多（按：臺灣癌症好發年齡，請參考上頁表4-1）。

4. 七成的兒癌可治癒，但後遺症沒人保證

雖說高齡者較容易罹患癌症，但可能也有人會想：「那麼，兒童癌症呢？」**兒童癌症**（以下簡稱兒癌），是指**十五歲以下發生的惡性腫瘤**。電視上有時會有一些兒癌報導。每次看了以後，我都覺得這些小朋友很辛苦，從小就要跟癌症奮鬥。

兒癌的發生率其實不高。就統計而言，日本每年有兒癌發病症狀的人數大約兩千五百人，罹癌人數則推估一萬五、六千人。相較於成人癌症患者，雖然這項數據並不多，但也不能因此而大意。因為，還有大好人生等著孩子們。（按：根據中華民國兒童癌症基金會統計，主要發病年齡為〇至四歲及十四至十七歲；臺灣每年約有五百五十名兒童罹患癌症）。

成人癌症大多發生在大腸、胃、肺或乳腺、子宮等，但兒癌則與內臟較無關，一般**集中在白血病或腦腫瘤**（按：臺灣兒癌前三名分別為白血病、腦瘤、惡性淋巴瘤）。除此之

外，**兒癌**與其說是突變的累積，大部分**與遺傳疾病或染色體異常有關**。因此，即使同樣是癌症，性質卻大大不同。

上課的時候，我常跟學生說要踴躍發言。可惜的是，大部分的人都安安靜靜的坐到下課。因此，有一次，我就在下課前做了一份問卷調查，作為下次上課內容的參考。不過，我的問卷不是選擇題，而是讓大家自由發揮的問答題，所以學生的問題千奇百怪。像是「男朋友昨天跟我提分手了，我該怎麼辦？」、「我覺得醫學系的女生都很跩，瞧不起我們男生」之類的。

雖然是我自己說什麼都可以問，不過看到這些無厘頭的問題，我還是會忍不住想丟筆。例如，有學生問我：「前些日子，俄羅斯有一位阿嬤竟然只靠喝水就可以活下去，可能嗎？」我看了以後差點沒有昏倒。一個醫學院三年級的學生竟然會問這種問題，表示他課都白上了。

不過，也有一些學生的問題滿有趣的。但令我納悶的是，有些事情看起來理所當然，其實非常重要，卻沒有人持懷疑態度。我遇到的問題中，水準最高的是：「為什麼胎兒在媽媽肚子裡長得那麼快？」

沒有錯，胎兒在媽媽肚子裡發育的速度的確相當快。試想一個受精卵的細胞在不到十個月內變成三公斤左右。我們常說十月懷胎，其實這是農曆的算法，以陽曆來說，應該是九個月又一個禮拜。當然產期也與個人體質有關，不過根據世界衛生組織（ＷＨＯ）所發布的國際標準，是最後一次月經到預產期之間的兩百八十天。

跟大家說一個小插曲，我太太是十月十一日出生，從小大家都說這是良辰吉時，剛好懷胎十個月。直到上了醫學院以後，她才知道懷胎九個月這個事實。她說，當時簡直不敢置信，覺得自己白白被說了這麼多年。欸，我又離題了。其實，我想說的就是胎兒的成長速度很快。真的是一眠大一吋。

一般以為，兒童惡性腫瘤的原因之一，應該是某些因素導致原本正常的增生能力快速持續成長的緣故。雖然這項推論尚未獲得實證，不過照這個邏輯來看，兒童惡性腫瘤大多屬於細胞的異常，而且有時出現會自然消退（spontaneous regression）的現象（按：根據美國癌症協會的研究，在不接受任何治療或接受少量治療的情況下，約有一〇％的癌症患者出現自然消退，亦即痊癒）。

兒童腫瘤以未分化的腫瘤居多，而且進展得很快；另一方面，這些腫瘤對抗癌劑或放射線也比較敏感。兒童的惡性腫瘤中，有三分之一是白血病，其中七〇％左右屬於淋巴球的急性淋巴性白血病（Acute lymphoblastic leukemia，簡稱ＡＬＬ）。過去，這個癌症被視為絕症，不過這三、四十年來的治癒率已有明顯的進步，長期存活率高達八成。

早期治療的迷思：化療比癌症更容易致死

以目前的技術而言，幾乎**七〇%左右的兒癌都有治癒的可能**。這當然是不幸中的大幸，但在這些小孩長大以後，**難免還是會有後遺症或出現遲發性障礙等問題**。後來也獲得證實，那是因為癌童在發育期接受放射性或抗癌劑等化學治療，導致成長或內分泌系統異常的緣故。

不過，這也是兩權相害取其輕的問題，因為消滅癌症是首要目的。**抗癌劑或放射線會傷害到DNA，讓DNA突變，也就是說抗癌的治療可能引發二次致癌**。因此，兒癌的治療方法應盡可能的溫和，以免造成長大後再次罹癌。

神經母細胞瘤（neuroblastoma）是兒童特有的腫瘤，由交感神經或腎上腺的細胞產生突變所引起；在兒童常見癌症中，排名僅次於腦腫瘤（按：在臺灣為常見兒癌第四位，平均診斷年齡約為二十二個月大；據兒童癌症基金會的統計發表，臺灣每年約有三十多位新增個案），其中又以神經腫瘤的發生機率最高。這些細胞原本是製造腎上腺素與去甲基腎上腺素的，一旦變為神經母細胞瘤，身體內腫瘤分泌的代謝產物就會隨著尿液排出體外。由於神經母細胞瘤可透過檢驗特殊腫瘤代謝產物排洩量而早期發現，因此日本從一九八四年開始，便針對出生後六個月的嬰兒進行篩檢。

透過篩檢的早期發現、早期治療，來降低神經母細胞瘤的死亡率是一個不錯的方法。然而，這項篩檢卻在二〇〇四年喊停。中止的理由是，歐美有兩個研究團隊發表論文宣稱，篩檢並沒有降低神經母細胞瘤的死亡率。這兩個團隊都有比較實施與未實施篩檢地區的死亡率。

為什麼會出現這種結果？這是因為，神經母細胞瘤的自然消退。其實不少案例顯示，就算不加以治療，這個病狀自然也會好起來。篩檢的精準度很高，需不需要治療的病患都可以檢測出來。不過，**抗癌治療卻必定會伴隨某些風險**，我想，這些專家應該是在考慮治療的影響與篩檢總數後，調降死亡率的比例。雖然案例不多，**有些孩子可能本來是不用接受治療的，卻因此而失去性命**。

或許神經母細胞瘤比較特殊，但我希望大家至少知道也有這樣的癌症。有時候，我們抱持希望接受癌症治療，可是結果不一定會如願。其實，這種事情不只出現在早期發現、早期治療的迷思，在我們社會中也比比皆是。

5.

學裘莉切乳房，你敢不敢？

不管是歐美還是日本，世界各國只要哪一位名人得癌症，媒體就會出現「誰誰誰驚爆罹癌」或者「某某人成功克服癌症」。不過，為了預防自己得癌症，事先做切除手術而引起媒體大肆報導的，卻是前所未聞的奇事。而且，我猜這是唯一的案例，以後應該不會再出現模仿風潮。

癌症是先天遺傳，還是後天？

除了生病以外，先天、後天等與生俱來或後天環境的影響，一直是個大問題。比方說，學習能力就有分先天、後天。其實，癌症也不例外，究竟是因為先天遺傳性因素，還是後天環境比較重要，至今仍爭論不斷。

如同我前面說的，癌症當然與環境因素有關，不過卻不是全部。因為遺傳性因素的影響也很大，也就是說，這兩者都很重要。欸，聽起來有說好像跟沒說一樣，接下來不如就讓我來解釋一下。

我想，即使家族中沒有癌症的遺傳史，有些人還是會擔心自己會不會中標。然而，現在六〇％的男性在一生，有罹患癌症的風險，女性則是四五％。所以說，約每兩個人就有一人可能得到癌症。因此，我們很難因為家裡不少人得過癌症，而判斷這個人就是家族性癌症。更正確的說法，應該是「家族聚集性」（familial aggregation）的現象。

如果家人大多是從年輕就罹患癌症，或是癌症有轉移的現象及曾經復發的話，就可能是家族性腫瘤。不過，這個比例不高，大概只有五％至一〇％左右而已。

預防性切除手術的關鍵：基因

二〇一三年，好萊塢巨星安潔莉娜．裘莉（Angelina Jolie）為了預防乳癌，於是動手術切除兩邊的乳腺。當時，因為媒體的大肆報導，還炒得沸沸揚揚。

裘莉的母親得過乳癌，最後死於卵巢癌。而且，祖母因為卵巢癌去世，伯母也因為乳癌而去世。這些就符合家族性癌症的條件。

ＢＲＣＡ１或ＢＲＣＡ２基因皆為自體顯性遺傳，一旦基因突變，就會提高罹癌的風險。其中，以攝護腺癌或胰臟癌居多。換言之，這兩種基因都是體染色體，只要任何一個發生突變都會增加罹癌的風險。

根據美國統計，終其一生有一二％的女性可能罹患乳癌。不過，如果ＢＲＣＡ１突變的話，機率就會提高到六〇％；ＢＲＣＡ２的話，則有五〇％以下的人，在七十歲以前有罹患乳癌的風險。而卵巢癌的影響更大，雖然一般說來美國女性的罹患率僅有百分之一，但當ＢＲＣＡ１發生突變時，卵巢癌的罹患機率將提高到四〇％；ＢＲＣＡ２的話，也有一〇％以上。

以裘莉為例，當她跟因為乳癌去世的伯母一樣，被診斷出ＢＲＣＡ１發生異常的時候，醫生說發病率高達八七％，所以她就決定開刀切除。雖然切除乳腺細胞不可能讓乳癌完全消失，不過至少可以降到五％以下。

裘莉的新聞對社會大眾起了重大影響，不論是乳癌基因檢查，或是相繼仿效、切除乳腺的人都大幅增加，甚至被稱為「裘莉效應」。

而大眾最關注的是，她也做乳房重建手術。說起來很不好意思，我有去看她的《黑魔女：沉睡魔咒》（*Maleficent*）。這部電影是她動完手術後拍的，害我不自覺得盯著她的胸部瞧。

在她做乳腺切除手術的時候，《時代》（*TIME*）等報章雜誌都有人發表意見，認為乳癌只要定期檢查就可以早期發現。**真正需要做預防性手術的，應該是卵巢才對**。我覺得這種意見相當客觀又一針見血。兩年後，她又被檢查出可能有卵巢癌，所以就連卵巢也拿掉了。不過，因為沒有發現癌細胞，所以這項手術也算是預防性的切除。

預防性切除手術需要從各方面來考量，例如：自己是怎麼看待疾病的，或者家人的感受等。當然，性格也是一個重要的因素。裘莉本身養了六個小孩，也是一個相當大的原因。雖然，其中三個小孩是在慈善活動中領養的，但她與布萊德・彼特（Brad Pitt）也生了三個。但話說回來，這兩位巨星現在也分道揚鑣了。嗯，到底有什麼內幕啊？算了，這也不關我們的事。

癌症基因檢驗：先拿錢出來

雖然基因是大自然的天然物質，不過只要具備一定條件，就能夠申請專利。所以，不論是BRCA1或BRCA2，都由巨數遺傳（Myriad Genetics）公司取得專利。而且，癌症基因檢驗的市場都由該公司獨占，其檢驗費用高達三百美金（按：臺灣基因檢測須自費，視基因突變的數量，所需的費用從三萬到十萬不等）。

除此之外，巨數遺傳公司也鼓吹大家接受ＢＲＣＡ基因檢驗。然而，這些商業行為卻引起美國分子病理學會、癌症患者及醫界不滿，而聯合控告該公司的專利無效。最後，美國最高法院撤銷了巨數遺傳的部分專利。恰巧的是，判決出爐時，正好裘莉新聞開始發酵。可是，即使裘莉效應提高了大眾檢驗的意願，很多人卻因為費用太高而作罷，因此這個判決在當時引起社會廣大的迴響。

不過，後來情況改變了嗎？就日本而言，目前的癌症基因檢查還不像歐美那樣普及。理由雖然各自不一，不過應該是日本人對於生命科學缺乏概念的緣故吧。

話說回來，大家對癌症基因的檢驗有興趣嗎？大家不妨想看看。

如果檢驗結果陰性的話，就沒問題。不過，如果是陽性的話，怎麼辦？我認為，想要檢驗的人都應該先思考這個問題，而且至少要有一點基礎醫學常識。比方說，什麼是基因、什麼是基因組、什麼是突變，這些又跟生病有什麼關係？請原諒我打一下廣告，我這本書就是不錯的選擇。

如果你是裘莉的話，會像她一樣為了預防而開刀嗎？這個問題還真的很難回答。這種預防性的切除手術，在美國是可以用民間保費支付的。對於保險公司而言，與其支付客戶的癌症醫藥費，倒不如讓客戶事先開刀還比較划得來。不過，日本因為目前無法證明預防性手術的效果，所以還不適用於健保（按：預防性切除不適用於會危及生命的器官，例如肝臟、胰臟；此外，臺灣健保不給付預防切除手術費用）。

我們在面對癌症的時候，除了生命科學的常識以外，也要懂得如何看待準確率。醫學整理出統計數據，卻沒有辦法針對個案預測將來怎麼發展。因此，我們只能根據證據，也就是過去累積的數據自行判斷。

現在的抗癌療法越來越多，也更複雜，要選擇什麼樣的療法，必須由病人自己簽下知情同意書（informed consent，表示患者自願進行醫療治療的證明）。我常想，**我們應該從國中就開始加強準確率分析與生命科學的醫學教育**，以配合時代的變化，讓民眾知道如何保護自身權益。

6. 後天基因——是致癌，還是抑癌？

癌症的基礎研究是從癌症發生的實驗開始，其中分為兩大主流。一個是病毒的致癌因素，另外一個是化學性致癌因素。最後得出一個重大發現，那就是致癌基因。

從肉瘤病毒到化學致癌，諾貝爾獎的研究主題

所謂的致癌基因，是指使正常細胞發生異常，並引發惡性腫瘤的基因。當然，沒有基因是專門誘導癌症發病的。正常的細胞中，基因都具備細胞增生或分化的功能。

弗朗西斯・裴頓・勞斯（Francis Peyton Rous）曾經針對病雞研究肉瘤的轉移。一九一一年，他發現肉瘤細胞在經過萃取與過濾後，剩下的液體會導致原本正常的雞隻產生肉瘤。

其實，**他發現的就是腫瘤濾過性病原體，也就是腫瘤病毒**。與野口英世[5]同樣服務於洛克斐勒醫學研究所（Rockefeller Institute for Medical Research）的勞斯，也因為這項發現而榮獲諾貝爾獎，不過，他是一九六六年得獎的，當時已八十七歲。那一年，他是最年長的諾貝爾得主，而且他從發現到得獎整整等了五十五年，這個紀錄到現在還沒有人能打破。

在勞斯進行研究的同時，日本京都大學醫學院的醫師藤浪鑑也發現，即使在細胞不能生存的狀態下，這些病雞的肉瘤還是能夠存活下來。後來實驗證明，這就是病毒，又稱「藤浪氏肉瘤病毒」（Fujinami sarcoma virus）。其實，藤浪的貢獻足以與勞斯共同榮獲諾貝爾獎。只可惜他在一九三四年便撒手人寰，失去在諾貝爾獎名留青史的機會。

日本的醫學界還有一位諾貝爾獎等級的人物，那就是東京大學醫學院病理學系的山極勝三郎[6]。山極是提倡細胞病理學菲爾紹的學生，藤浪的老師。由此可見，當時的日本病理學界真的是人才濟濟。

山極讓當獸醫的學生市川厚一做一個實驗，那就是在兔子的耳朵上塗抹煤焦油，而

5 日本醫生，對細菌學有深入的研究。
6 世界知名的細菌學家，曾為研究黃熱病住在現今的加納，最後因此離世。日本千圓日鈔即是他的肖像。

且還要整個滲進去。市川經過三年不眠不休的實驗以後，總算在一九一五年成功製造出腫瘤。當時也有人中傷他：「癌症？真的還假的？我看只是發炎吧」。即便如此，他的發現還是世界上**第一個成功的化學性致癌案例**。

這個實驗成功以後，山極曾感動的說出：「實驗終於成功，還看我今朝意興風發，舉步生風」。這個名言現在還刻在東大醫學院的碑文上。不過，從山極的傳記可以看出，他其實相當固執，而且為人正派，連市川都覺得不可思議。或許因為他們個性的互補，才能夠成就這個前所未有的誘發性致癌實驗。山極的傳記後來改編為電影《兔子追趕記》，由日本演技派演員遠藤憲一主演。這部電影相當有趣，生動描寫當時醫學院或學會的氛圍。有機會的話，各位不妨找來看。

關於人工的誘發性致癌，其實早在一九二六年丹麥的約翰尼斯·安德列斯·格列伯·菲比格（Johannes Andreas Grib Fibiger），已經因為寄生蟲的研究而榮獲諾貝爾獎。雖然，後來證明這個研究是錯的。也就是說，當初如果沒有菲比格的話，諾貝爾獎得主可能就是山極了。話雖如此，就化學性致癌的進展來看，菲比格會獲獎也自有其道理。事實上，菲比格獲獎的那一年，山極也是候選人之一。主辦單位甚至考慮讓他們兩人同時獲獎。現在想起來真讓人覺得婉惜。

致癌基因的來源：反轉錄病毒

勞斯發現的肉瘤病毒是病毒的一種，稱為反轉錄病毒（retrovirus）。後來一九七九年，哈羅德・艾利洛・瓦慕斯（Harold Elliot Varmus）與約翰・米高・畢曉普（John Michael Bishop）發現，這個病毒竟然有與病雞類似的基因，而且還會引發肉瘤。

這個發現帶來驚人的進展。原本大家都以為肉瘤是因為病毒的基因所引起的，後來才知道，原來是**病雞細胞內的基因被反轉錄病毒吸收，才成為惡性腫瘤發病的原因**。後來，他們兩人也因為發現反轉錄病毒致癌基因的細胞來源，而榮獲諾貝爾獎。

由於這個基因有引發肉瘤（sarcoma）的特性，被稱為 src 致癌基因。病毒的英文是 virus，帶有病毒的 src 就是 v-src。而細胞的英文是 cell，正常細胞的 src 就稱為 c-src。因此，**v-src 是會引發癌症的致癌基因**，c-src 是基礎細胞，所以稱為「原癌基因」（proto-oncogene，致癌基因的前身，幫助細胞功能正常的生長）。

經過科學家們不斷的努力研究，終於**證實人類的腫瘤也是由各種原癌基因突變**，使表現量或結構發生異常，變成致癌基因才引發癌症的。直白的說，致癌基因就是癌症發病的油門。

癌症的二次打擊論：兩個基因都異常就中標

如果致癌基因是癌症的油門，那麼抑癌基因就是癌症的煞車閥。**第一個被發現的抑癌基因**，是研究兒童眼癌的視網膜母細胞瘤時，發現的Rb基因。視網膜母細胞瘤的英文是retinoblastoma，因此這個基因便取第一個英文字母做為代表，稱為**Rb基因**。

視網膜母細胞瘤分為遺傳性與偶發性兩種。遺傳性的細胞瘤，以顯性常染色體的方式遺傳。艾爾弗雷德・喬治・克努森（Alfred George Knudson）因為研究視網膜母細胞瘤，而提出二次打擊論（two-hit hypothesis）。

他主張，視網膜母細胞瘤是，①一對基因需要雙方都發生異常，才會發病，②遺傳性的細胞瘤本來就帶有父方或母方的異常基因，只要另一個基因發生異常就會引發腫瘤，並且提高癌症的發病率，③偶發性的細胞瘤需要兩個基因都異常，才會產生腫瘤，所以發病率較低。

克努森雖然不清楚基因真正的機制，卻能夠只憑統計分析，推論出這些結果，真的讓人佩服得五體投地。

大部分的基因都有一對體染色體。致癌基因是油門，只要兩個中有一個故障，油門就會失去控制踩到底。相對的，抑癌基因——克努森稱為**抗癌基因**——**是煞車閥，即使兩**

個中有一個故障，也能夠維持原有的功能。因此，癌症需要雙方都有問題才可能發病。

雖然Ｒｂ基因是在研究視網膜母細胞瘤中發現的，不過後來的研究顯示，**各式各樣的癌症都是因為這個基因**，讓突變頻頻發生或細胞不斷繁殖。同時，還發現Ｒｂ基因以外的其他抑癌基因。

什麼是複製？

癌細胞有一個重要特徵，那就是複製（clone，又可譯成選殖或克隆）。什麼是複製？我們來看看《廣辭苑》怎麼說吧：「指利用無性繁殖讓細胞或生物增生的現象。等於基因組的基因、細胞或生物群」。

嗯，有一點難，聽不太懂。

我覺得還是維基百科好棒棒：「複製指在**同一個來源下，基因資訊相同的核酸、細胞與個體的群組**。複製一詞來自於希臘文的 κλῶν klōn，嫩枝的意思」。

總而言之，不管是核酸、細胞或個體，只要是來源相同、性質相同就是無性繁殖。像是可以辨識異物的單株抗體，也具備無性繁殖的概念。除此之外，無性繁殖的形容詞是clonal，單株抗體的單是mono，因此英文稱為monoclonal antibody。關於這個抗體，我會在下一章說明。

還有一個名詞叫做亞克隆（subclone）。《廣辭苑》對於「亞」的解釋是「層級低的」或「輔助」的意思。例如「副主管」（sub-leader）。這就相當於一個大集團裡，高層下面的輔助幹部。就無性繁殖來說，所謂的亞克隆，就是集團中的副主管。因此，當來源相同、性質相同的集團中，**部分細胞**因為突變產生一個**性質稍為不同的次群組**的時候，就稱為亞克隆。

7. 癌細胞的突變再突變，也是適者生存

癌症並非單一體細胞的突變，而是同時好幾個突變所引發的病症。此外，根據研究顯示，目前所知道的**惡性腫瘤都屬於無性繁殖，換句話就是來自於單一細胞**。所以，在這兩個條件下，當某一個細胞突變，而且讓**這個突變不斷累積下去**的時候，就會導致癌症。除此之外，這些突變也不是一次爆發，而是隨著時間慢慢累積，最後才形成的。因此，癌症進化的道理就如同生物一樣。

此外，細胞需要活得夠久，才能夠發生突變並且慢慢累積，再進化成癌症。由此可知，大部分惡性腫瘤應該是發生在幹細胞或類似的細胞。

然而，突變是隨機發生的，我們不知道哪些基因比較容易發生異常。其中，有些細胞也會因為突變而死亡。相反的，也有許多亞克隆的性質比較嚴重、轉移或浸潤能力強、增生快速或不容受免疫細胞攻擊的。

癌症的進化與生物的進化一樣，都是適者生存。因此，才會逐漸形成一個惡性增殖的細胞群。就像我前面說的，即使不進行化療，那些癌細胞也不會一直停留在某個狀態。

而且，最重要的是，雖然惡性腫瘤是從單一細胞開始的，但形成後的腫瘤細胞卻不具備相同的性質。也就是說，雖然腫瘤來自於同一個細胞，但因為癌症容易突變，所以這些癌細胞的性質就會有些許差異，最後成為癌細胞的亞克隆群。這些細胞極其類似，不過仔細觀察的話，就可以看出其中的差異，就像一群凶神惡煞聚在一起。

另外，即使癌症治好了，還是有復發的可能。這個時候，大多數患者體內會出現一群**對抗癌劑免疫的亞克隆癌細胞，而且不斷繁殖下去**。最棘手的是，這些癌細胞若突變還會產生抗藥性。

雖然我們應該理性的看待生物學的各種現象，不過癌症對於人類而言，還真的是讓人恨之入骨。接下來，讓我來談談會引發癌症的基因突變。事實上，這個議題在近二、三十年間，已有爆發性的進展。

8. 生長因子的亢進

截至目前為止，生物學家已經發現數百種與癌症相關的基因。其中，不少像Rb基因一樣與癌症相關，只有極少數對白血病有影響。癌症的基因這麼多，當然很難全部記住。不過，重要的是，了解什麼樣的基因有能力抑制或引發癌症，而且這些基因除了與癌症有關以外，也具備正常基因的功能。

三十幾年來，癌症透過分子生物學的解析，依惡性腫瘤的特性可分為以下六類，如第二一一頁之圖4-1所示。

一、生長因子的亢進。
二、成長抑制訊號的破壞。
三、細胞凋亡機制的脫離。

四、細胞的永遠複製。
五、促進血管新生。
六、浸潤能力與轉移能力。

大家可能會覺得上述文字很難懂，其實道理都很簡單。首先，我們先來看看什麼是生長因子的亢進。

生長因子與細胞增生

不只是癌細胞，一般的正常細胞也會增生。不過兩者的差異是，正常細胞在正常的控制下，靠生長因子進行增生。生長因子又稱繁殖因子、細胞繁殖因子，扮演細胞增生或分化的角色。其中，雖然含有不少類固醇激素（steroid hormone）般的脂質，但大部分都是蛋白質。

許多生長因子與細胞表面受體結合後，會經由蛋白質將訊號傳遞給細胞。每個生長因子都有自己獨特的受體，而這些受體本身就具有活性。細胞膜與細胞核之間隔幾微米，雖然這個距離微乎極微，不過也是以蛋白質作為媒介，將訊息傳遞給細胞核。

圖 4-1　形成癌症的六大要素

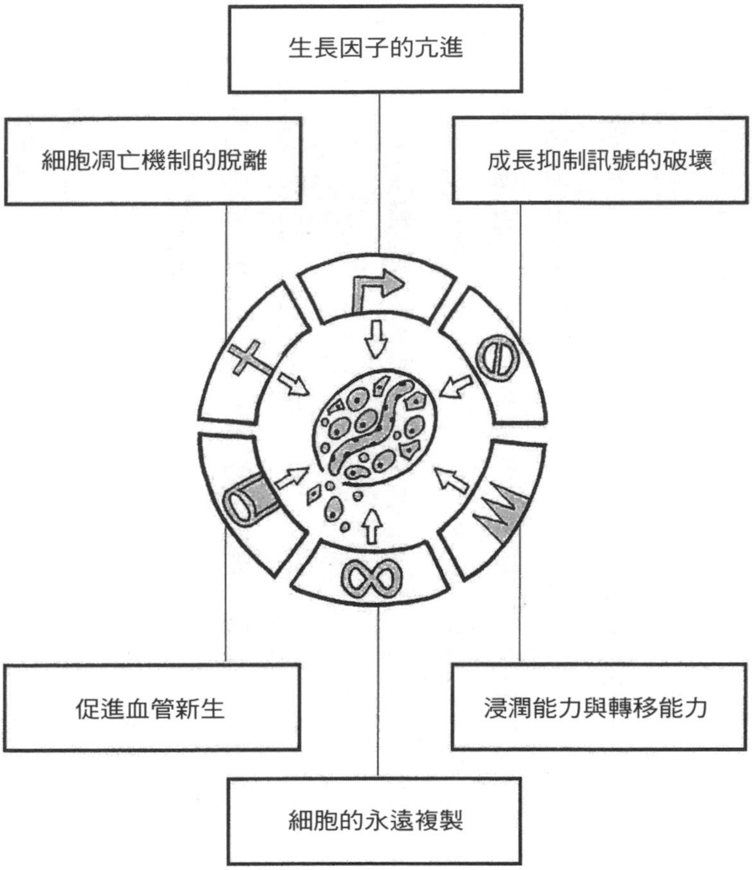

惡性腫瘤的成立可分為六大因素，那就是生長因子的亢進、成長抑制訊號的破壞、細胞凋亡機制的脫離、癌細胞的永遠複製、血管的新生與浸潤或轉移能力等。

在細胞訊息的傳達過程中，最後的作用是，刺激基因表現活性化的轉錄因子。就像我前面說明的，生長因子的傳達是有順序的：細胞外面的生長因子↓細胞膜表面訊號傳遞的受體蛋白質↓細胞內訊息傳遞的蛋白質↓轉錄因子。雖然不是所有與增生相關的基因都會可能致癌，但就邏輯而言，**這個路徑上任何步驟的任何基因，只要一直產生細胞增生訊號，就有致癌風險**。

當身體同時出現兩種生長因子與它的受體，例如，腦腫瘤的 PDGF 與肉瘤的 TGF-β。這個時候，細胞會因為同時具備這兩種生長因子與受體，導致細胞膜不斷釋放增生訊號，讓細胞一直繁殖下去。

細胞中負責傳遞訊號的分子有很多種，其中最重要的是「激酶」（kinase）的分子群。《廣辭苑》清清楚楚的寫著：「Kinase 為德文，磷酸化（phosphorylation）酵素的總稱，是一種誘發三磷酸腺苷（adenosine triphosphate）等磷酸與其他物質產生反應的觸媒。其功能為調控細胞增生、代謝、分化與運動等」。

正常的受體只有在與生長因子結合時才會產生活性。不過，當受體發生突變、結構上的變化，就能使其持續保持活性。此外，細胞內傳遞訊號的分子也隨時處在活性化狀態。如此一來，生長因子就會一直發出訊號。

成長訊號傳遞過程中的最後一棒，是扮演基因表現開關的轉錄因子。與細胞增生有關的轉錄因子很多，當這些轉錄因子出現大量的異常，不該表現的細胞也開始反應，或轉錄能力因為突變而增強等，都會讓**成長訊號一直處於運作中**的狀態。

成長訊號所導致的細胞增生還有一個重要的現象，那就是**讓休止期、尚未分裂的細胞開始分裂**。在理解這個現象以前，需要先知道什麼是細胞週期。接下來的說明需要花一點篇幅，讓我們換一個主題繼續談下去。

周而復始的細胞週期

細胞在增生的時候，當然是一個細胞分裂成兩個。不過，卻不是單純的一分為二。每個細胞都有一組基因組，也就是說，細胞分裂前的ＤＮＡ基因組，需要複製成兩份。因此，當細胞增生的時候，會形成一種周而復始的循環，那就是**ＤＮＡ合成↓細胞分裂↓ＤＮＡ合成↓細胞分裂**。

進一步說，這個循環除了ＤＮＡ合成與細胞分裂以外，中間還夾著一個過渡步驟。一般將合成期（synthesis）與分裂期（mitosis），各取其第一個英文字母，簡稱為Ｓ期、Ｍ期。我想這個應該不難記，因為只要聯想ＳＭ就好。

除了Ｓ期與Ｍ期以外，兩者之間有一個G1期。而Ｍ期與Ｓ期之間有一個G2期。所以，細胞的週期是以G1→S→G2→M→G1→S→的順序循環下去（見下頁圖4-2）。

當細胞分裂的檢查點無法踩煞車

細胞在分裂的時候，會有幾個檢查點負責監控細胞週期是否正常，一旦發現異常就會停止週期的運作，稱之為「細胞週期檢查點」（cell cycle checkpoint）。其中，尤其以G1期與S期之間的G1-S檢查點最為重要。**G1-S檢查點負責決定DNA是否開始合成、細胞週期是否開始運作**。如同我在第一章的細胞凋亡所說的，人體就是透過細胞週期檢查點，來確認DNA是否有損傷的狀況。**DNA一旦受損，細胞週期便立即停止運作**、搶修DNA。

G1期到S期的循環是相當複雜的分子機制。其中，最重要的是週期蛋白（cyclin）與週期蛋白依賴性激酶（cyclin-dependent kinase，簡稱CDK）。週期蛋白與激酶的種類不只一種，大致說來，細胞週期是靠週期蛋白與CDK結合的複合體才開始運作的。

另外，還有一個CDK抑制因子（CDKI）。這個蛋白質能夠抑制週期蛋白與CDK的複合體發揮功能，讓細胞週期停止運作。好，簡單介紹完細胞週期，讓我們來看看細胞週期與惡性腫瘤有什麼關聯。

圖 4-2　細胞週期

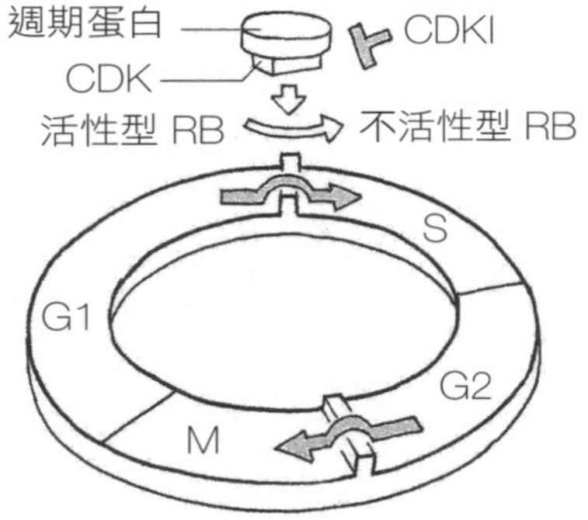

細胞週期分為 G1 期、S 期、G2 期與 M 期，細胞在這個循環下分裂。此外，從 G1 期進行到 S 期，Rb 就會失去活性。而且，週期蛋白與 CDK 的複合體雖然也各有各的功能，但受 CDK 影響而無法發揮。

細胞不分裂的話就不會增加。因此，只要檢查點能夠發揮功能，中斷細胞週期，細胞就不會因為毫無理由的增加，而有致癌的危險。反過來想，人體之所以罹患癌症，就是檢查點失效的緣故。

根據研究顯示，人類的**癌症與週期蛋白（特別是週期蛋白D）或CDK的反覆增加有關**。而且，因為CDKI突變的機率相當高，而影響原有的煞車功能。

不過，就像我前面說的，單單是細胞週期或生長因子的異常，並不會引發惡性腫瘤。因為，當細胞異常增加的時候，人體會啟動煞車機制，讓細胞老化或死亡。即使有油門的加持，只要煞車功能正常運作的話，就不會引發癌症，這也就是癌症要好幾種突變湊在一起以後，才會發生的緣故。

9. 抑癌基因：成長抑制訊號的破壞

生長因子的亢進，是指細胞猛催油門的狀態。不過，只要煞車適時發揮功效，就不會有爆衝的疑慮。但是，一旦煞車失靈，就會破壞成長抑制訊號，這就是抑癌基因之所以異常的緣故。其中，最典型莫過於我在癌症二次打擊論中，提過的Rb基因產物，也就是Rb蛋白質（以下簡稱Rb）。其他，像是有基因組守護神之稱的p53蛋白，也是重要的抑癌基因之一（按：篩檢所有細胞，使其正常成長與分裂）。

所有癌症都有Rb蛋白突變

那麼，Rb到底有什麼作用？其實，它就是G1-S的檢查站（按：細胞週期中處於細胞生長的G1期和複製DNA的S期之間的階段）。

E2F是轉錄因子之一，其作用在於抑制與細胞週期相關的基因表現；而Rb的作用是抑制E2F的功能。那麼E2F有多麼重要?只要E2F發揮功能，就能夠讓細胞週期開始運作。

再來要說的Rb也很複雜。G1期中的Rb屬於活性型，與E2F結合以後，就會抑制它們的作用。就好像Rb死纏著E2F，以致於E2F動彈不得。相較之下，S期中的Rb不具活性，所以不會與E2F結合。

如此一來，恢復自由之身的E2F，就能夠發揮原有的功能，促進細胞的週期循環（請參考圖4-2，第二一五頁）。

如上所述，**Rb的功能就是中斷G1期的細胞週期**。因此，當Rb因為突變而消失，或無法發揮原有功能，就無法抑制E2F，使細胞週期不斷循環下去。根據研究顯示，**所有癌症都出現Rb或抑制Rb機制的異常**。由此可見，Rb基因的重要性。

因此，Rb基因甚至有「細胞週期統治者」之稱。而與Rb同樣重要的抑癌基因p53，則稱為「基因組的守護神」，它可以抵抗人體內高達七〇%以上的突變率。

p53蛋白的功用是DNA受損時，增加CDKI的量、刺激Rb的活性化，以中斷G1期中細胞的週期循環。同時，加速DNA的修復功能。

當DNA復原以後，並將其Rb活性去除，讓細胞從G1期進入S期（按：進入複製

ＤＮＡ的時期），重新週期循環。

基因組的守護大神：p53 蛋白

細胞有時會因為大量的放射線，導致ＤＮＡ嚴重損傷而無法修復。這時 p53 便會命令細胞自殺，也就是我在第一章所說的細胞凋亡。大家還記得嗎？我前面說過ＤＮＡ受損就會導致惡性腫瘤。

p53 不論是修復ＤＮＡ的損傷，或者因為傷害過度而促使細胞自殺，都是為了防止細胞變成腫瘤。因此，一旦 p53 發生突變，就容易導致癌症發生。這也是 p53 被譽為基因組守護大神的道理。

其他像 TGF-β 的訊號、ＮＦ２或ＡＰＣ等密碼一樣的基因，也都有抑制癌症的功能。真的要一一說明，三天三夜也說不完，所以就此打住吧。

10. 細胞不死，腫瘤也會來

就像我在第一章說過的，當我們體內的細胞受損無法利用時，就會透過細胞凋亡的機制死亡。如果不這樣的話，可就麻煩了。因為細胞不死，就會慢慢的累積下去。然後，就像我前面說的，**細胞只要不斷增生，就會讓抑癌基因的功能變差，而產生腫瘤**。然而，問題還不只如此，當細胞凋亡的機制無法正常運作的時候，也會促進腫瘤增生。

大家可能不懂，為什麼細胞沒有死就會越來越多？如果用人口來比喻的話，可能就容易理解了。例如，出生率不變，但因為醫療或福利的充實，提高大家的壽命，所以人口越來越多。

有一個基因叫做「Bcl-2」。根據研究顯示，該基因會因為染色體的易位（translocation）刺激某種惡性淋巴瘤的亢進。大家可能頭一次聽到易位，這是指「**部分染色體因為斷裂、重新結合或交換等改變位置的一種現象**」。不過，在這個 Bcl-2 剛被發現的時候，大家還不知道它的實際作用。

實驗證明，**只要有生長因子，試管中的培養細胞就可以一直增生下去**。當細胞缺乏生長因子，就會因為細胞凋亡機制而死亡。話說回來，如果**刺激 Bcl-2 基因表現**，製造許多 Bcl-2 蛋白質，讓成長因子消失的話，**細胞雖然不會繼續增加，但也不會死**。

從以上實驗可得知，**Bcl-2 可有效預防細胞因為凋亡機制而死亡**。當 Bcl-2 過度活躍時會有一個特徵，那就是**惡性淋巴瘤會變大**。這是因為，Bcl-2 的功能不是讓細胞越來越多，而是讓細胞不死的緣故。

細胞的死亡與粒線體

後來的研究顯示，**Bcl-2 存在於粒線體**。粒線體是細胞內的小胞器，能夠利用氧氣產生人體所需的能量ATP。粒線體除了產生能量以外，也具有調控細胞凋亡的功能。當DNA因為受損而有壓力的時候，粒線體就會釋放出必要的蛋白質，產生細胞色素C。換言之，這個ATP就是細胞凋亡的扣板。

就像我在第一章中所說的，粒線體原本是製造能源的細菌，不過卻被細胞給吞噬，然後跑進真核生物中，並且形成共生共存的關係，甚至還能調控細胞的死亡。這樣的共同演化（Coevolution）真的很有意思。

所謂進化，指的是種群裡進化過程中有共同的祖先，所以類似的蛋白質會組成一個蛋白質家族。Bcl-2 也有許多蛋白質家族的成員，光是現在知道的已經高達二十種以上。不過，即使是同一個家族的蛋白質，功能也不一定相同，有時還可能完全相反。例如，Bcl-2可以預防細胞凋亡，但同樣是家族成員的ＢＡＸ，反而會促進細胞凋亡。

我前面也說過，當細胞曝晒在大量放射線下時，會刺激 p53 的活性，並啟動細胞凋亡的機制。這個時候，p53 的運作會讓ＢＡＸ增加、Bcl-2 下降。換句話說，Bcl-2 蛋白質家族的作用會使細胞凋亡，最後讓細胞澈底掛點。

死亡受體接收配體訊號，決定細胞存亡

如同上面所說的，細胞凋亡是透過粒腺體所產生的自然死亡現象，這途徑稱為「內在路徑」（intrinsic pathway）。相反的，也有「外在路徑」（extrinsic pathway）。此外，有些細胞因為性質的關係，表面上有導引死亡的受體，稱為「死亡受體」（death receptor）。死亡受體一旦受到刺激，就會啟動細胞凋亡的機制。大家可能會嚇一跳：「蛤？人體內竟然有細胞死亡的受體」。很恐怖吧！不過，這個受體雖然種類不多，卻真

的存在，而且扮演重要的功能。

我在第一章也說過，細胞凋亡的機制中有一個「細胞程序性死亡」。當人體產生發炎或免疫反應，並且一直持續下去的話，就會傷害到正常的細胞。因此，才需要利用細胞表面的受體積極的殺死細胞。

接下來要介紹的專門用語有一點冷門，叫做「配體」（ligand）。配體指與受體結合，**刺激受體活性化的物質**。最典型的死亡受體就是 Fas，其配體就叫做 FasL（又稱 Apo1L、CD95L）。

當 Fas 配體的訊號異常的時候，免疫細胞為了生存，會讓免疫反應表現過度，誤以為自己的細胞是異物，而產生自體免疫性的疾病。看完以上說明，大家是不是秒懂了？

11. 很可怕！當細胞可以永遠複製……

我在第一章也介紹過，正常細胞的分裂次數有限。例如，胎兒的細胞是五十到六十次，而且隨著年齡的增加，次數會越來越少。海佛烈克發現的時候，其實當時還不知其原由。不過，現在已證實主要是由端粒的短少所引起。

端粒酶：啟動基因組大神

端粒是指染色體的末端（按：保護染色體完整的必要構造）。請原諒我再說一次，細胞分裂的時候會複製DNA。這個時候，因為DNA複製的分子機制，需要一種叫做端粒酶的酵素，來延長端粒（按：把DNA複製的缺失填補起來）。只不過，普通細胞沒有端粒酶。因此，細胞每分裂一次，斷掉的部分就沒有辦法複製，端粒就會越來越短。

當端粒短到一個程度的時候，基因組的守護大神 p53 就會啟動檢查點的功能，使細胞老化。細胞老化是指細胞不增加也不會死，一直維持在停止的狀態。

那麼，**癌細胞的增生**又是怎麼一回事？

其實，**這都是端粒酶活性化惹的禍，也就是細胞的永遠複製**。雖然我一直強調科學應理性看待，但總會忍不住想，癌症還真會賣弄小聰明。不過，換一個角度想，如果端粒酶的功能被抑制，或許是一個抗癌攻略。雖然市面上還沒有出現這樣的抗癌藥，不過已經有人在嘗試了。

卡雷爾的謬論，無關諾貝爾獎

其實，我很難認同海佛烈克的論述。海佛烈克雖然特立獨行，卻是相當有名的生物學家。半個世紀以前，自從他對外發布培養的細胞永遠不會死以後，大家都信以為真。

例如，一九一二年因為「血管縫合與內臟移植相關研究」而榮獲諾貝爾獎的亞歷克西・卡雷爾（Alexis Carrel）就是其中之一。法國有一個小鎮盧爾德（Lourdes），被稱為基督教的奇蹟聖地。據說，喝了井水的人都能感受奇蹟。不過，受過醫學教育的卡雷爾雖然也覺得這是無稽之談，但仍親眼見證了奇蹟。他看過一位奄奄一息結核病患喝了井水以後，撿回一命。不過，這位病人最終死於結核性瘻管（fistula）。

卡雷爾雖然見證過奇蹟，但依然半信半疑。後來，他遠離加拿大的祖國、遠渡美國。而且，與同一個時代的野口英世，在洛克斐勒研究所大展身手。當時正好勞斯發現病毒性癌症。洛克斐勒研究所——現在的洛克斐勒大學——竟然出了二十三位諾貝爾學者。其實，卡雷爾一直看好野口，也向諾貝爾學會推薦了幾次，可惜卻未能如願。

卡雷爾花費二十幾年的歲月，透過繼代培養，總算製造出長生不死的雞心。雖然他榮獲諾貝爾獎的理由與此無關。不過，當他發表這個研究成果的時候，剛好也為美國取得第一個諾貝爾獎。所以，這個細胞長生不死的話題被媒體炒得沸沸揚揚。

可惜的是，他的研究大錯特錯。我們雖然不知道問題是出在實驗方法、助手的偷工減料，還是其他理由。不過，讓人無法置信的是，這個論述在海佛烈克的論文出現以前，被社會大眾相信了半個世紀。

12.

新的血管，讓惡性腫瘤變大

癌細胞跟人體一樣，沒有氧氣或養分就沒有辦法生存。癌症與白血病等其他疾病不同，是透過腫塊不斷的成長。當癌症大到一個程度的時候，氧氣就沒有辦法輸送到腫瘤中央，細胞最後就會因為壞死而死亡。雖然這個道理看似很簡單，不過，卻是來自一位天才的發想。

哈佛大學的猶大．福克曼（Judah Folkman）在培養腫瘤的過程中，觀察到所有的腫瘤只能大到一、二毫米左右。不過，當移植到老鼠身上的話，卻會成長到一公分以上。這個現象表示移植的時候，新的血管會提供腫瘤氧氣。

一九七一年，權威雜誌《新英格蘭醫學雜誌》（*The New England Journa l of Medicine*）曾報導過一個論述。那就是生物的腫瘤需要依賴血管的新生，而且還會分泌生長因子。當時，這個理論太先進，先進到社會大眾無法接受。然而，現在已將血管新生視為惡性腫瘤的重要因素之一。

福克曼是一位天才型的人物，父親是猶太教的牧師。美國的醫學院雖然學士才能報考，不過天才出少年，他因為在俄亥俄州立大學的研究成績斐然，於是才十九歲就被哈佛醫學院破例收為學生。後來，他不負眾望，以非常優秀的成績畢業，而且選擇了外科。同時，三十四歲就成為兒童醫院的外科主任。他除了開刀以外，其餘的時間都在研究。日本雖然比較少見，不過美國常會有這種厲害的醫生，我想這可能是國情上的差異吧。

湊巧的是，克努森的二次打擊論也是一九七一年發表的。不管是抑癌基因或血管新生因為都缺乏數據，所以就變成信者恆信。

不過，這兩位都在不到半個世紀內，從單純的論述一一獲得證明，而且還是分子水平（按：指對生物分子進行的研究）。簡直是太厲害了。

我從事醫學研究剛好三十年，生命科學在這段時間的發展，只能用爆發性來形容。我常想，自己正好碰到生命科學最蓬勃的時代。有時候學問光研究數據，就會變得無聊。對於學者而言，身逢這樣逸趣橫生的時代真是幸福。

血管新生對於腫瘤的研究，幾乎就像福克曼所預測般進展。不，應該說更精進快速。當血管在惡性腫瘤冒芽以後，就會促進血管新生。只是這樣新生的血管卻會有容易外洩或血流不順等問題。即使如此，新生的血管仍然可以提供腫瘤氧氣與養分。

血管新生的機制與抑制

然而，事情不只如此。新生的血管內皮會分泌生長因子，讓腫瘤越來越大。大家可能會想：「欸，這麼厲害？癌症這傢伙頭腦聰明卻盡幹壞事，真的讓人一肚子火。」然而，我們也可以反向思考，想出一套對策。

例如，只要沒有血管，不讓癌症越變越大，製造新血管的話，癌症不就可以治好了嗎？那麼，腫瘤是怎麼製造新血管的？

關鍵就是我在第三章所說的，轉錄因子中的缺氧誘導因子（hypoxia-inducible factor，簡稱HIF）。當血管陷入缺氧狀態，HIF便會抑制其分解，增加細胞內的數量。這個分解就是我在第一章中介紹過的蛋白酶體。其實，有幾個基因都是因為HIF的影響而轉錄的，其中最重要的是VEGF（血管內皮生長因子）。如它的名字一樣，VEGF是一種促進血管內皮增生的因子。

以流程來看，就是**缺氧↓HIF增加↓產生VEGF↓血管增加**。

因此，只要抑制住這條路徑的某個步驟，血管就不會再增加。事實上，已經有藥廠研發出VEGF抑制劑，而且取得核可。這個抑制劑有兩種抗體，一個是VEGF，另一個是BEGF受體。這兩個抗體都能夠阻止VEGF與細胞表面的VEGF受體結合，抑制

VEGF的功能。

不過，這個藥劑也有其他的問題。例如，不能單獨使用，需與其他抗癌劑併用，而且癌症無法完全根治等。事實上，**VEGF抑制劑大多應用在無法進行切除手術的大腸癌或胃癌**。

13. 浸潤與轉移

前面我介紹過良性腫瘤與惡性腫瘤的區別。惡性腫瘤的可怕之處，在於向周圍擴散的浸潤效果，與在不同部位製造新病灶的轉移效果。為什麼會說可怕呢？因為浸潤或轉移都很難用開刀切除。接下來，讓我們來了解癌症——指狹義的癌症，也就是上皮性癌症。

細胞的黏著與游移

上皮細胞都是細胞與細胞手牽手，形成一個下有基底膜的上下結構，這種現象稱為上皮細胞的極性，如下頁圖4-3所示。相鄰的上皮細胞需要E-鈣黏蛋白（E-cadherin）來連結，當E-鈣黏蛋白正常運作，細胞跟細胞就會手牽手的排在一起。話說回來，大多數的上皮性癌症都會有E-鈣黏蛋白異常的狀況，打亂原有的結構。

圖 4-3　上皮細胞的極性與破綻

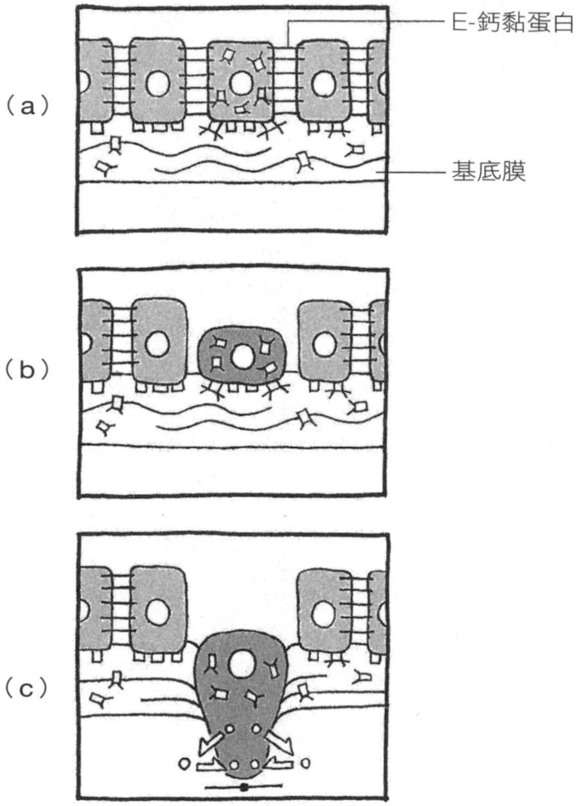

（a）上皮細胞具有極性，下面連接基底膜。細胞與細胞透過 E-鈣黏蛋白黏結在一起。

（b）E-鈣黏蛋白會讓癌細胞無法發揮這個黏結功能。

（c）當癌細胞失去極性以後，便穿過基底膜到處游移。

除此之外，E-鈣黏蛋白能夠抑制細胞的增生，一旦異常就會提高癌細胞的增生能力。

另外，基底膜的下方有基質結締組織，與基底膜一起稱為細胞外基質（extracellular matrix）。**當癌細胞浸潤的時候，就會打破基底膜**，在基質結締組織中往前推進。因此，才會分泌酵素溶解細胞外基質。除此之外，還會有許多促進細胞運動的物質。

所以說，狹義的癌症，也就是上皮性癌細胞，其特徵就是失去極性以後，不再與隔壁的細胞手牽手，而是自己一個團團轉。

癌細胞的轉移更複雜。我前面已經介紹過，血行性轉移與淋巴性轉移，這兩種轉移的癌細胞，都會侵入血管或淋巴管，而且順著血液或淋巴的流動到處跑。大家以為這樣就結束了嗎？還沒，接下來是血管或淋巴管的內皮**穿破外側的基底膜**，開始增生並製造轉移。

其實，轉移的形成過程還挺多的。雖然癌細胞讓人恨得牙癢癢的，不過還是得承認他的厲害。所以說，只要能事先預防癌症的浸潤與轉移，就能夠避免開刀，選擇更簡單的治療方法。可惜的是，目前還沒有研發出這樣的療法。

14. 細胞每天分裂幾千億次，DNA會突變比你想的多

癌症是因為突變的累積而發生。換句話說，當突變處於容易發生的狀態時，我們就容易罹患癌症。麻煩的是，**癌症還有一個特性，那就是會影響基因組的穩定性**。

在我們的日常生活中，不管化學物質、紫外線或放射線等，都可能引起細胞的突變，只不過還沒有嚴重到會發生癌症的程度。因為，當體內產生突變時，細胞本身就具有修復的功能。光是DNA的修復機制就有好幾種，而且非常複雜。其中，還需要不同的蛋白質來幫忙。

但是，有些人的DNA修復機制會出現基因突變的問題。不過，就像我前面說過的，**惡性腫瘤必須好幾個突變湊在一起才會發病**。

可想而知，這些人就是惡性腫瘤的高危險族群。不過，事實也是如此。我在介紹裘莉的時候也說過，不論是BRCA1或BRCA2，都與基因轉換時的DNA修復機構有

關，當基因異常時就會引發癌症。雖然其他基因不像BRCA那樣容易產生異常，但有些疾病確實與**先天性DNA修復的異常有關**。

細胞在分裂以前，會先由一種叫做DNA聚合酶（polymerase）的酵素複製DNA。DNA拆解成兩條長鏈以後，其中一條的A、C、G、T四個鹼基，依A與T，C與G，G與C，T與A的配對，相互合成。最後這兩條DNA各自複製出一條長鏈。

這個複製相當精確，一千萬個中只有一個會出錯。大家可能會想機率這麼低，不是很好嗎？不過，試想一個細胞有六十億組的鹼基，所以每分裂一次，就可能讓細胞產生六十個突變。雖然缺乏正確的數據，人體的細胞每天至少分裂幾千億次，所以**DNA複製時的突變是相當多的**。

為了預防這種狀況，細胞有一個拼字檢查的功能，可以修復錯誤。其實就是校正的功能。因為，具備這項功能的酵素可以修訂鹼基的錯配（mismatch），所以又稱為「錯配修復酵素」。當此酵素的基因異常時，拼字檢查就會因為無法發揮，而引發遺傳性非息肉大腸癌（Hereditary nonpolyposis colorectal cancer，簡稱HNPCC）。這個癌症大多發生在大腸或盲腸，而且還可能引發其他器官的癌症。

大家都知道紫外線也會傷害DNA。這是排列在一起的C與C、T與C或T與T，因為化學性結合所造成的損傷。這些損傷會讓DNA的複製或DNA的轉錄發生異常。不過，細胞也會有機制，消除紫外線造成的損傷。

有一種疾病不是那麼常見，那就是修復機構異常時，發生的著色性乾皮症（xeroderma pigmentosum）。患者一旦晒到太陽，皮膚就像灼傷一樣疼痛。除此之外，他們的DNA無法修復紫外線造成的損傷，所以罹患皮膚癌的機率比正常人多了兩千倍。

看完以上說明，大家是否有一個大致的印象，知道癌症是怎麼一回事，什麼突變才會引發癌症了？癌症的知識就到此為止。

下一個章節雖然稱不上應用篇。不過，我將透過最新的知識與一些插曲，介紹日常生活中常見的惡性腫瘤。

第五章

致癌與治癌的研究

——科學＋運氣，抗癌熱血故事的進展

1. 全世界第一個職業性癌症：煙囪清掃工人

我們都知道日常生活中有許多致癌物質，但其實，這方面的研究可追溯至十八世紀。當時，人們習慣利用動物進行各種致癌實驗。接下來，就讓我從歷史的角度，介紹致癌物的研究。

英國在十八世紀後半推動產業革命。當時利用煤炭作為動力，因此大都市到哪都是煙囪林立。說到倫敦的煙囪，我想不少人的腦海中會浮起電影《歡樂滿人間》（*Mary Poppins*）中的名曲〈寶貝芝姆〉（*Chim Chim Cher-ee*）」，煙囪清掃工人唱著：「Chim, chimney Chim, chimney Chim, chim, cher-ee」（按：原意指黑煙囪，黑煙囪冒著黑煙）。

《歡樂滿人間》是一部以二十世紀初期，煙囪清掃工人為主題的音樂劇。

不過，當時產業革命下的煙囪清潔工作，卻是相當辛苦的行業。在清掃煙囪專用的刷子發明以前，會做這份工作的人都是窮苦人家的孩子。大家知道為什麼嗎？因為，清掃煙囪要爬上爬下，所以個子太高的人就沒辦法做。大家光聽我說，就知道這個行業有多麼傷身體。

根據一七七五年的報告，不少從小從事這個行業的工人，大概二十歲左右都出現陰囊癌。當時發現這個現象的，是英國外科醫師珀西瓦爾・波特（Percivall Pott），他猜測這個病症應該與煙囪的煤炭有關。後來，同業工會要求清掃工人每天泡澡，陰囊癌的患者才急速減少。

癌症絕對可以預防

上述案例不僅與致癌物有關，也顯示只要消除這些致癌因素，就可以有效防止癌症的發生。這項發現真的是走在時代尖端，完全超前啊！雖然某些職業或業務也會因為接觸化學物質，而使致癌風險提高。不過，煙囪清掃工人的陰囊癌卻是世上第一個職業性癌症。

說到陰囊癌，不用想也知道，「那裡」皺摺那麼多，當然容易堆積煤炭。再加上時代背景的關係，當時窮人家的小孩本來就不可能天天洗澡，所以身上的煤炭就越積越多，而這就是陰囊癌發病的原因。

前文提到的山極勝三郎之所以會想利用兔子做實驗（誘發人工癌症），就是從煙囪清掃工人的陰囊癌，以及菲爾紹的癌症二次打擊論得到靈感的。而且，實驗當時所用的煤焦油，也是因為陰囊癌與煤炭有關。當山極被提名諾貝爾獎的時候，有些人認為波特早已發現陰囊癌是由煤炭所引起的，而持反對的意見。雖然這個理由稍嫌牽強，不過山極最後還是與諾貝爾獎失之交臂。這不禁讓人感嘆，醫學的研究還真有意思。

2. 致癌試驗＋分子生物學，找到發病關鍵

過去的致癌試驗雖然不少，但大多以研究癌症為主。後來，科學家才發現了數百種與動物罹癌相關的化學物質（按：檢驗外來化合物及其代謝物是否具有誘發癌或腫瘤的作用；檢驗對象包括惡性腫瘤〔癌〕和良性腫瘤）。

可惜的是，這些致癌試驗並無法追溯癌症發生的本質（按：因實驗性的證據仍有限）。因此，就像我在上一章所說的，需要借助分子生物學的力量。而引發劑、促進劑正是透過分子生物學，讓我們找到致癌的關鍵所在。這裡的促進劑指的是致癌原因，與第四章基因表現的啟動子（亦稱促進劑）不同。

我前面說過好幾次，癌症必須同時有好幾個突變才會發病。因此，**致癌物質需要誘導突變的能力或誘變性**（mutagenicity）。然而，在動物試驗中這些物質還不足以成功誘發癌症，必須利用某些**促進物質**，才能讓癌症發生，這就是所謂的促進劑。

相對的，癌症發病的關鍵是引發劑（initiator）。換句話說，致癌試驗告訴我們一項重要的事實：**先由引發劑誘導某種突變，再透過促進劑加強催化**。那麼，促進劑又是怎麼幫助癌細胞成長的？

答案是**細胞增生**。促進劑的種類很多，其共通點是都能促進細胞成長。一旦ＤＮＡ因為引發劑而受損，就比其他細胞更容易增生，再加上促進劑的作用，於是讓受傷的細胞越來越多。我前面也說過好幾次，細胞在增生的時候，隨著ＤＮＡ的複製，突變的機率也會增加。而且，在這個過程中，當細胞因為基因突變而異常，會讓細胞的增生速度加快，進而產生浸潤或轉移能力，最後茁壯成惡性腫瘤。

抗癌物也會致癌

致癌物分為直接與間接。間接指的是，某些物質在體內代謝活化以後具有致癌作用。大家可能會想：「這也太倒楣了，誰都不想這樣吧。」但這是有原因的，因為**人體內有一種酵素能將毒物代謝出去**，只不過它**會讓原本不會致癌的物質間接產生變異**，而具有致癌作用。

說到**直接性致癌物，最典型的就是抗癌劑**。可能有人會想不透，抗癌劑為什麼會引發癌症？其實，這是因為，**抗癌劑與ＤＮＡ結合以後，會殺死癌細胞**。如果只對癌細胞有效倒也還好，可惜的是，**連正常細胞也會受到影響**。

由抗癌劑或放射線治療引發的癌症，稱為「二次癌症」。一般而言，這種情況下的二次癌症容易出現複雜的染色體異常，而且很難根治。除此之外，**年輕患者罹患二次癌症的比例更高**。當然，如果第一次化療後，惡性腫瘤仍無法完全根治也莫可奈何。不過，坦白說，**抗癌劑、放射線能不用就不用**。

除此之外，大家可能以為致癌物都是人工的，其實不一定。比方說，自然界的**黃麴毒素**（aflatoxin）就是具有強烈生物毒性的化合物，主要由**開心果或花生等堅果發霉所產生**。當黃麴毒素在人體中代謝以後，便會讓抑癌基因 p53 突變，而引發肝癌。所以說，下次再遇到豆類食品發霉的話，最好不要吃，以策安全。

3. 只要在地球上，就會有輻射

除了化學物質以外，輻射也會誘導惡性腫瘤發生。接下來，讓我們重新回顧廣島與長崎的原子彈爆炸、車諾比或福島核災等歷史，探討病理學的意義。

輻射依曝露量對身體會產生不同的影響，其中之一就是癌症。雖然輻射會誘導細胞產生突變，但就像我在前一章所說的，細胞本身就具有修復的功能，所以即使嚴重突變到無法修復，抑癌基因 p53 等也會啟動細胞凋亡機制，讓細胞直接掛點ＧＧ。

但是，人體內的細胞仍可以和突變共存，後來透過動物的癌症試驗也證實，這些細胞會因為輻射的曝露，而引發癌症。

遺憾的是，人類就發生過幾起這類事故。

其中之一是「鐳女郎」（radium girls）工災。首先，鐳是一種輻射物質，在破壞的時候會發出光芒。一九一〇年到二〇〇〇年初，鐘錶廠利用此物質的特性在錶面塗上含有鐳的夜光漆。不過，後來發現不少工廠的女工罹患了骨肉瘤（osteosarcoma，原發性骨瘤，惡性細胞會產生類骨質和未成熟骨細胞）或白血病。為什麼呢？因為她們在塗漆的時候，習慣先舔一下筆尖，於是不知不覺就把鐳給吃下去了。

機師、空姐、太空人，輻射吸入多罹癌率提高

像上述案例一樣，輻射物質因吸入而引起的曝露，稱為「體內曝露」（internal exposure）。雖然自然界的曝露量不高，但還是有一定的比例。所以，在日常生活中其實很難避免。相反的，宇宙輻射、大地的輻射或X光片等的曝露，則稱為「體外曝露」（external exposure）。

雖然地球中的大氣或磁場能夠遮蔽來自外太空的輻射。不過，機師、空姐，甚至是太空人，其曝露量都比一般人高出許多。例如「太空站．希望號」一天所接收的輻射大概是地球半年的量。所以，只要在外太空逗留個半年，就會提高三％的致癌率。儘管目前尚未有報告顯示，太空旅行有致癌的危險。不過，這也有可能是因為以三％的增加率來看，比起一般人的罹癌率仍然偏低，再加上太空人也不是那麼多，所以才讓社會大眾輕忽了這個可能性。

輻射導致的實質固態瘤，七十年還在發威

從一九四五年發生的廣島與長崎原子彈爆炸以後，人們開始重視輻射對人體健康的影響。然而，**輻射的致癌性不在於曝露量，而是突變機率的問題**。而且，調查的對象越多，其機率也就越高。例如，原子彈爆炸讓數以萬計的人在一瞬間受到輻射的曝露。就流行病學而言，這項調查結果就會相當準確。如同廣島大學原爆輻射醫科研究所稻葉俊哉教授提出的，「原子彈爆炸的曝露量堪稱人類史上最悲慘，其數據也是相當準確的」。

雖然輻射會提高惡性腫瘤的發病率，但它的發病時間在白血病與胃癌或肺癌等實質固態瘤（solid cancer）不同。**白血病是在曝露後的兩到三年內開始增加，幾年以後進入高峰，然後再逐漸減少**。相反的，**實質固態瘤則是在二十年以後才開始增加，即使過了七十年還持續「發威」**。

這個差異可能是因為白血病只要兩、三個突變就會發病，但實質固態瘤卻需要五到六個的緣故。也就是說，即使過了七十年，原子彈爆炸還是有它的影響力。因此，當年因為曝露而突變的細胞，後來也可能因為其他突變而引發癌症。這就好比幹細原本有一個突變，後來又不斷累積其他突變一樣。

車諾比與福島

另一個大規模的輻射事件，是一九八六年在舊蘇聯聯邦發生的車諾比核災。受曝於核災的成人與孩童的死亡及罹癌人數，至今仍缺乏相關數據，而眾說紛紜。儘管如此，當地出現了不少甲狀腺癌患者卻是不爭的事實。特別是成長中的孩子對輻射更是敏感。其中，以兒童甲狀腺癌最為嚴重，這是因為小孩子喝的牛奶中含有放射線碘（iodine）的緣故。

碘是製造甲狀腺荷爾蒙的重要原料。核災所散發的碘的放射線同位素被人體吸收以後，便累積在甲狀腺內。接著，因為體內曝露過多，而引發甲狀腺腫瘤。當時，災民之所以需要服用碘片，就是為了透過大量的非放射碘，來降低甲狀腺裡的放射性碘。

另一件大型事故，是二〇一一年，福島第一核電廠在日本東北大地震時發生的核災。因車諾比的前車之鑑，福島核災發生以後，日本政府全力調查兒童甲狀腺癌的發生狀況。雖然福島核災的規模比車諾比小，但無論如何，持續追蹤仍是必要的。

輻射到底多少會致癌？可能永遠無解

截至目前為止，科學家們尚未證實少量的輻射量是否會引發癌症。一般來說，我們是以「西弗」（sievert）這個單位，來表示曝露量對人體的影響程度。而所謂的少量曝露，是指低於一百毫西弗以下，其致癌機率非常低。此外，若要統計出顯著性差異（significant difference，對數據差異的評價），還要進行更多研究才行。所以，這個問題可能永遠無解。

紫外線也是輻射的一種，就像我在著色性乾皮症中所說的，ＤＮＡ的損傷是引發癌症的要素。紫外線（＝ＵＶ）從波長較長的一方分為UV-A與UV-B兩種。UV-A的能量雖然較弱，不過只要一晒太陽，皮膚就會變黑。

另一方面，UV-B會讓皮膚變紅或者造成ＤＮＡ損傷。市面上的美容沙龍，一般使用UV-A，對身體比較沒有什麼影響。不過，ＷＨＯ也曾發表UV-A有致癌性的可能，所以還是小心為上策，避免曝晒時間過久。題外話，我在想，應該要有人去提醒松崎茂（日本歌星，以皮膚黝黑著名）一下，適可而止，不要再晒下去了。喔，對了。**防曬乳上的SPF指的是UV-B的遮蔽率**。

4. 人類乳突病毒與男人施打「子宮頸」疫苗

不論是細菌或高等生物，它們的基因資訊都儲存在ＤＮＡ裡。但**病毒的基因組卻分為ＤＮＡ與ＲＮＡ**，這兩種**都可能引發腫瘤**，所以又分別稱為「ＤＮＡ腫瘤病毒」、「ＲＮＡ腫瘤病毒」。腫瘤ＤＮＡ病毒中，像是與勃氏淋巴瘤（Burkitt lymphoma）及中國南方鼻咽癌關係密切的ＥＢ病毒（Epstein-Barr virus）、多瘤病毒（Polyomavirus）、巨細胞病毒（Cytomegalovirus）等，都是常見的病毒。不過，其中還是以人類乳突病毒（Human Papillomavirus，簡稱ＨＰＶ）引起的腫瘤居多（按：癌症約有五％是由ＨＰＶ所造成）。

與病毒相關的所有癌症中，最好的例子莫過於人類乳突病毒（ＨＰＶ）所引起的子宮頸癌。

大部分的**子宮頸癌都與人類乳突病毒**有關。

人類乳突病毒與致癌

人類乳突病毒有上百種，會不會致病很難用一句話來概括。像是有一種病叫做「疣」，是人類乳突病毒的第一型或第二型所引起。生殖器疣（genital warts）則是外陰部突起的尖形疣，是第六型或第十一型的病毒感染；而子宮頸癌是由第十六型或第十八型所引起，這類型的病毒也會**導致肛門或性器官、咽頭或喉頭（嘴部或喉嚨）方面的癌症**。

人類乳突病毒的基因資訊，屬於ＤＮＡ病毒的一種。很久很久以前，發現雙股螺旋狀ＤＮＡ的華生早就預言，只要研究人類乳突病毒對於ＤＮＡ腫瘤病毒的影響，一定有助於我們了解癌症的樣貌。現在想想，他真的是真知灼見。

人類乳突病毒中的**Ｅ６與Ｅ７是引發癌症的重要基因**。就像我在抑癌基因中所說的，當Ｅ７蛋白質與Ｒｂ蛋白質結合以後，使得Ｒｂ抑制快速成長基因失效（按：被感染細胞持續複製下去）。

根據病毒的類型，Ｅ７與Ｒｂ結合能力也各自不同，**風險高的病毒其結合能力更強**，因此細胞突變的機率也就更大。換句話說，就是會**提高癌症的發生機率**。此外，它還會抑制細胞週期的阻礙因子ＣＤＫ１發揮功能。

另一方面，Ｅ６蛋白質與p53結合以後會促進分解（按：使p53離開細胞核而被分解）。同樣的，它的結合能力也是風險高的病毒較強。此外，Ｅ６蛋白質與誘導細胞凋亡機制的ＢＡＸ蛋白質結合的話，能夠抑制細胞死亡。同時，它還能夠促進端粒酶的功能。

就像我上面所說的，不論是Ｅ６或者Ｅ７，都是促進癌症發病的蛋白質。甚至，我們可以說，**高風險型的人類乳突病毒簡直就是生化武器，專門用來製造癌症**的。不過，即使像人類乳突病毒這樣高度致癌的病毒，也**不是只要感染就會引發惡性腫瘤**。我們之所以會得到癌症是感染了病毒以後（尤其是反覆感染），身體又發生突變的緣故。

子宮頸疫苗？男女皆「該打」

子宮頸癌疫苗聽起來好像與癌症有關，其實並非如此。這個疫苗是用來對抗人類乳突病毒，以避免得到子宮頸癌。因此，**正確的說法，應該是人類乳突病毒疫苗**，而不是子宮頸癌疫苗。一般說來，這個疫苗可以減少七〇%左右子宮頸癌的罹患率（按：已有三十一個國家規定男女皆須接種ＨＰＶ疫苗）。

就疫苗的機制而言，基本上都會伴隨某種程度的副作用。即便如此，在比較副作用所帶來的缺點與疫苗的優點以後，透過統計資料得出，施打疫苗還是利多於弊。此外，疫苗還有預防傳染病的效果，對於公眾衛生意義極其重大。因為一定比例以上的人在接種以後，比沒有接種的人更不容易得病。

話說回來，這個疫苗不是強制性的，沒有規定人人都要施打。所以，有些人可能會想：「我又沒有生病，打什麼疫苗，如果出現副作用不就虧大了」。其實，這些想法是可以理解的。只要你對子宮頸癌疫苗有正確的了解，仔細評估副作用及傳染風險以後，再自行判斷是否接種即可。這個時候，就需要具備準確率的概念。

子宮頸癌疫苗的副作用在日本曾經造成很大的爭議（按：實施接種，有上千民眾出現癲癇、不明疼痛、四肢無力等副作用），甚至鬧上法院。我建議凡是吾家有女初長成的家長，不妨針對子宮頸癌疫苗開個家庭會議，好好討論一番。

5.

病毒感染致癌，三種預防途徑

在癌症研究史的章節，我介紹過反轉錄病毒與癌症的關係。過去的動物試驗中，不論是雞或貓，都證實反轉錄病毒會引發惡性腫瘤。

幸運的是，人體上還沒有出現這樣的病例。除了引發成人型T細胞白血病（Adult T-cell leukemia，簡稱ＡＴＬ）的成人型T細胞白血病病毒第一型（Human T-cell leukemia virus type 1，縮寫 HTLV-1）以外（按：ＡＴＬ具有區域性，在日本九州的西南方有一四％的民眾感染到這種病毒，其次是非洲）。

成人型T細胞白血病

成人型T細胞白血病是高月清教授任職於京都大學時，發現並命名的。一九七三年，高月教授遇到一位白血病病患。這位女病人五十幾歲，住在日本南方的鹿兒島。她被發現血液中有一種來自T淋巴球的白血病細胞。後來，高月教授彙整一九七七年診斷過的十六個病例以後，在美國的血液學雜誌發表成人型T細胞白血病的論文。

這十六個病例之中，有十三位來自九州，其中八位都是鹿兒島出身。

由此可知，這類型的白血病患者大多集中在日本九州，比其他都市多出許多。不過，在高月教授提出他的論述以前，學術上找不到相關記載。因為ATL在九州並不罕見，加上地方偏遠、不受中央重視。直到高月教授才發現這疾病具有地域性。當然，高月教授的成就，都要歸功於他身為臨床學者的敏銳度。

傳染？錯誤的轉錄

對於ATL的地域性，高月教授懷疑這是受到病毒的影響。不過，他卻找不到確切的證據。後來，日本知名病毒學家日沼賴夫發現，成人型T細胞白血病患者的血清會與成人型T細胞白血病細胞株發生反應（由岡山大學內科的三好勇教授提供）。這個結果顯示，這些患者的免疫系統**將白血病細胞視為異物而產生抗體**。總而言之，當時他們以為這是一種病毒的抗體。

三好教授為了製造細胞株，於是從女性採取成人型T細胞白血病的細胞，與正常男嬰兒的臍帶血一起培養。後來，雖然他製造出白血病細胞 MT-II，但這個細胞卻不是來自於那位女性患者，而是男嬰兒。由此可知，白血病細胞是透過某種運作，才讓正常的細胞白血病化。

另外，他還發現細胞株會產生病毒顆粒。換句話說，成人型T細胞白血病的細胞**透過病毒將白血病「傳染」給正常的T細胞**。

我們知道ATL是病毒引起的，那麼接下來的問題是，這是什麼病毒？反轉錄病毒的基因組是RNA。當細胞被感染以後，RNA會變成模板，製造DNA。一般來說，應該像第三章所提到的中心法則一樣，以DNA為模板，轉錄成RNA。不過，**反轉錄病毒卻相反，它是以RNA為模板，轉錄成DNA**。因此，它最大的特徵就是有一個反轉錄酵素，可以翻轉一般RNA到DNA的轉錄方向。

日本癌症研究所的分子生物學家吉田光昭教授，將 MT-II 細胞帶回去以後，就發現這些細胞有反轉錄酵素的活性。而且，他還發現病毒基因會吸收成人型T細胞白血病的DNA。也就是說，**成人型T細胞白血病是反轉錄病毒所引起的白血病**。嗯，這整個過程簡直像連續劇一樣精采。

如何減少病毒感染？

勞斯發現病毒能夠在短短的時間內，讓正常的雞染上肉瘤，而且幾乎百發百中，無一倖免。不過 HTLV-1 不同，就算感染也不一定會發病。這是因為，HTLV-1 的致癌基因不夠強的緣故。話雖如此，一旦細胞感染病毒，各種基因仍會因活性增強，而使細胞的分裂更旺盛。而且，**當DNA發生突變，就會引發白血病**。事實上，透過白血病與基因突變的調查發現，不少致癌基因都與白血病有關。

這些致癌過程中，**並不是所有感染者都會發病，大多數的病患只是帶原者**（carrier），其潛伏期甚至長達三十到五十年。男性帶原者中，大概每十五人就有一人有發病的風險，女性則是每五十人有一人。男女合計約有五%的機率。

人與人的病毒感染是透過受 HTLV-1 感染的T細胞。**感染途徑有三種，那就是母子垂直感染、性交感染、輸血**。

關於輸血感染，日本於一九八六年起實施捐血檢查，自此以後就不再出現捐血的感染。母子垂直感染只要改用奶粉，不餵母乳就可以預防。一九八〇年代後半，這些預防方法的推廣，讓大眾樂觀的以為能一勞永逸。不過，從捐血者的病毒檢查推測，這二十年來帶原者約有一百一十萬人，幾乎沒有什麼變化。最近總算開始見到一點功效，報告顯示二〇一五年人數驟減八十二萬人。因此，今後的問題只剩下如何降低性交感染。

用造血幹細胞，治療ＡＴＬ

ＡＴＬ最好的治療方法，就是以捐贈**造血幹細胞**的方式進行移植。不過，因為患者以老年人居多，所以這個方法不一定適用。例如，曾經擔任宮城縣知事的知名電視演員淺野史郎，就是因母子垂直感染而併發ＡＴＬ。他在做完化學治療以後，接受造血幹細胞的移植手術。

白血病本來很難用抗癌劑來治療。後來，是由生物學家發現白血病細胞表面上的ＣＣＲ４分子，才研發出抗體，而且對一半以上的患者都見效。

ＣＣＲ４的抗體是由名古屋市立大學的前教授上田龍三，與協和發酵麒麟公司共同研發的。

這個抗體與白血病細胞表面的ＣＣＲ４蛋白質結合以後，能發揮「抗體依賴的細胞介導的細胞毒性作用」（antibody-dependent cell-mediated cytotoxicity，簡稱ＡＤＣＣ）。欸，這個名詞還真長。

上田教授等人發現ＣＣＲ４的抗體可以殺死細胞，技術方面則是由協和發酵麒麟公司提供，讓抗體的功效發揮得更好。經過長久的研發以後，ＣＣＲ４的抗體終於問市。另外，諾貝爾得獎呼聲最高的坂口志文，除了發現有「免疫反應司令塔」之稱的抑制性Ｔ細胞，也與大阪大學教授的研究小組合作，將這個抗體配合癌症疫苗，進行臨床實驗，以測試出更有效的治療方法。

ＡＴＬ從疾病的發現、病毒鑑定、流行病學調查，到基因組的分析與治療方法的研發等，幾乎是日本學者一棒一棒的傳承下來，並且持續追蹤與研究。雖然現在還不知道為何感染 HTLV-1 的日本人，大多集中在九州、沖繩，或者是加勒比海沿岸、中非、南美等地。我想，對於這個疾病的研究，日本醫學界足以國際傲視群倫。不，甚至可以說是最大的貢獻。

6. B肝、C肝與預防肝癌

肝癌分為肝細胞癌、膽管癌，前者由肝臟細胞產生，後者則是肝臟內膽管所產生的。其中，又以肝細胞癌的發生機率最高。以下就針對肝細胞癌引發的肝癌來說明。

肝癌大多發生在日本等東亞或撒哈拉以南的非洲等地，與B型肝炎病毒、C型肝炎病毒的流行地區幾乎一致。這個事實顯示，這些病毒與肝癌的發病有極大的關係。

慢性肝炎和肝癌，與病毒基因無關

目前，日本肝癌的死亡人數雖然稍微減少，但平均一年也有三萬人左右，算是惡性腫瘤中的前幾名（按：據衛福部二〇一八年臺灣人死因統計結果，十大癌症死亡率以肺癌居首）。而且，大部分來自於B型肝炎病毒或C型肝炎病毒，所引起的慢性肝炎或肝硬化。

B型肝炎病毒引起的肝癌約占一五％，C型肝炎所引起的肝癌以前雖然高達七〇％，但現在已逐漸遞減，降到六〇％左右。

B型肝炎與C型肝炎的病毒完全不同，前者屬於DNA病毒，後者屬於RNA病毒。然而，肝臟細胞一旦感染到這兩種病毒，都會使細胞死亡，導致身體發炎。若狀態持續六個月以上，就叫做慢性肝炎，會影響肝臟的功能。

我想大家都聽說過GOT或GPT（按：兩者皆為肝臟有無損傷的指標）。當**肝臟發炎、肝細胞受到破壞，GOT或GPT這兩種酵素就會從肝細胞內跑到血液中**。

儘管肝臟是可以再生的器官，但如果發炎個好幾年，肝臟最終也會壞死。此外，慢性炎症也會導致內臟纖維化。纖維化是指纖維母細胞增生，讓原本的細胞消失，以至於膠原蛋白等纖維組織堆積，進而造成纖維化的現象。如果是內臟的話，就叫做「〇〇纖維化」，例如肺纖維化（Lung fibrosis）。不過，肝臟卻不這麼稱呼，而是說肝硬化。

任何一種病毒的基因都與癌症沒有直接關係。肝癌之所以發生，是因為**細胞長時間不斷的再生與發炎**，讓基因突變，才產生B型或C型肝炎病毒。

因此，只要用抗病毒藥劑就能解決病毒的感染，並有效抑制肝癌。

B型與C型肝炎病毒的現況

全世界估計約有二十億人曾感染B型肝炎病毒、三億五千萬人終身帶原，在日本則是高達一百數十萬人持續性的增加感染中。可惜的是，目前還沒有特效藥能夠對抗C型肝炎。不過，日本政府規定民眾須**定期接種B型肝炎疫苗**，因此今後這類疾病的患者會越來越少（按：在臺灣，B型肝炎疫苗全面注射已行之有年；**C型肝炎則尚無疫苗，以口服藥為主**）。

B型肝炎病毒是美國的巴魯克・塞繆爾・布隆伯格（Baruch Samuel Blumberg），於一九六四年所發現的。之後，他又研發出診斷方法與疫苗。後來，他因為「傳染病和傳播新機制的發現」榮獲諾貝爾獎。

當時，一同獲獎的還有丹尼爾・卡爾頓・蓋杜謝克（Daniel Carleton Gajdusek），他研究了巴布亞新幾內亞（Papua New Guinea）特有疾病「庫魯病」（kulu）。後來，庫魯病被證實，是因為普里昂蛋白（prion protein，不含核酸且僅由蛋白質構成的感染性因子）異常所引起。蓋杜謝克還發現，這個異常極有可能與當地土著習慣吃人肉有關。蓋杜謝克為了杜絕此陋習，因此帶了五十六名南太平洋的小孩回美國接受教育。

當時，他帶回去的大部分是男孩子，但沒想到之後卻對這些孩子施以性虐待，被告上法院，最後在牢房度過一生。這可說是諾貝爾史中，最駭人聽聞的醜聞。這件事情告訴我們，學術研究的成就與人品毫不相干。這麼一想，我倒鬆了一口氣。因為我的個性也不怎麼好。

另一方面，發現C型肝炎病毒的，是美國創投企業的開隆公司（Chiron Corporation）。正確的說，不是發現病毒，而是成功取出病毒的基因。他們在一九八八年對外發布這項研究成果時，真的是舉世震驚。除此之外，他們並非透過論文來發表研發成果，而是取得專利，直接開始宣傳。

科學發現一般都是透過科學雜誌發表。然而，這個案例卻是第二年才發表論文。而且，他們還對外宣稱即將推出C型肝炎病毒的檢驗組。因此，一般以為開隆公司發布此消息，其實商業考量大於學術研究。後來證明，C型肝炎病毒的檢查試劑為該公司賺進大筆鈔票。當然，這項做法後來也受到學術界嚴厲的批判。

C型肝炎病毒的特效藥，幸好有健保

C型肝炎病毒的發現，雖然比B型肝炎病毒晚了二十年以上，卻研發出可以根治的方法。過去習慣利用具有抗癌效果的生物配方干擾素（interferon，成分為蛋白質，可對抗病毒入侵）。不過，治癒率不高，還有很大的副作用（按：造成發熱、肌肉痠痛、疲倦等症狀）。不過，現在已經有一個劃時代的**口服藥，根治率高達九五％以上**。

市面上有幾款這個類型的藥劑，其中吉利德科學公司（Gilead Sciences, Inc.）生產的夏奉寧（Harvoni），就是由索非布韋（sofosbuvir）、雷迪帕韋（ledipasvir）這兩劑藥物組合而成的。

大家還記得嗎？ＲＮＡ由ＡＣＧＵ等四種核酸所形成。而索非布韋是一種核酸類似體（nucleic acid analogue），與ＲＮＡ結構之一的核酸Ｕ（尿苷，Uridine）結構類似。C型肝炎病毒在複製的時候，需要酵素先複製ＲＮＡ，但索非布韋能夠吸收酵素，抑制病毒的複製。另一方面，雷迪帕韋的機制雖然不同，但也是用來防止ＲＮＡ複製的。

愛滋病的原因病毒ＨＩＶ（人類免疫缺乏病毒，Human Immunodeficiency Virus）也是帶有ＲＮＡ基因組的病毒。吉利德公司原本是以研發ＨＩＶ藥劑為主的生物科技公司，它的技術成研發出夏奉寧。夏奉寧的功效相當顯著，只要每日服用一粒，連續服用十個禮拜就能夠見效。

夏奉寧剛上市的時候，一粒要價八萬日幣以上。後來雖然沒有那麼貴了，單單一個人的治療費用也高達六到七百萬日圓。

夏奉寧現在僅要價五萬五千日圓，但整個療程下來，至少也要花個四百萬日圓（按：

約新臺幣一百一十二萬元）。其中，自費約每月一至兩萬日圓，剩下的則由稅金或健康保險給付（按：療程約十二週，費用約新臺幣一百二十五萬元；**臺灣健保有給付C肝全口服新藥**，以病情嚴重程度、干擾素治療失敗等患者，優先接受診治）。

日本C型肝炎病毒的感染者，如果加上沒有肝炎症狀的帶病原者，據估計約有一百五十萬到兩百萬人左右（按：依國家C型肝炎旗艦辦公室綜合各項流行病學調查推估，臺灣約有四十萬名慢性C肝病人）。

即使假設只有五十萬人根治，也需要花費兩兆日圓。這個金額乍看之下雖然嚇人，但如果這個病情依一定的機率，從慢性肝炎變成肝硬化，再進化到肝癌。那麼，相較於其間所需要的醫療費或生活費，這個金額反而不算太貴。

我在寫這本書的時候，正好社會因為夏奉寧假藥的問題吵得沸沸揚揚。如果病患可以知道自己服用的是假藥的話，還有的補救，最惡劣的是，有人竟用正廠藥瓶來裝假藥。最令人無法置信的是，國際間流通的假藥竟然高達數兆日圓。這不只是錢的問題，其中還可能危害人體健康。WHO的報告顯示，非洲光是因為瘧疾假藥，一年便犧牲十萬人以上的人命。隨著藥物價格的水漲船高，假藥背後的巨大商業利潤依然黑幕重重。

7. 胃炎或胃潰瘍是壓力造成？答案：幽門螺旋桿菌，然後……

病毒進入細胞以後，會改變細胞的性質，所以病毒可能引發癌症也就不足為奇。何況反轉錄病毒的致癌作用經勞斯的長期研究也獲得證實。不過，**細菌的感染**竟然也會**引發胃癌**卻是前所未聞。因此，當澳洲生物學教授巴里．馬歇爾（Barry James Marshall）與病理學家羅賓．華倫（John Robin Warren）發表「幽門螺旋桿菌與胃癌有關」，可以說在全世界投下一顆震撼彈。後來，他們也因此榮獲諾貝爾生理醫學獎。

其實，過去就有研究報告指出，人類胃部存在螺旋狀的細菌。不過，當時以為空腹的時候，PH一到二的酸性太大，這個細菌應該無法生存（按：胃酸的酸鹼值約pH二至二．五之間）。

然而，馬歇爾命名的幽門螺旋桿菌卻在幽門——也就是胃與十二指腸連接的部分——培養成功。

另外，幽門指胃部出口與十二指腸連結的地方。幽門螺旋桿菌的名字太長，一般稱為幽門桿菌。雖然這個簡稱不夠貼切，不過為了節省篇幅，以下我還是統稱幽門桿菌。

其實，幽門桿菌的發現非常偶然。在復活節的休假期間，馬歇爾的助理忘了自己還在進行細菌培養，放置了好幾天，就這樣讓細菌繁殖出一個菌落（按：由單一個細菌分裂，繁殖而形成的細菌族群）。

不過，這也很巧，因胃幽門菌的繁殖比較慢，如果按照一般步驟，可能因為培養不出什麼就放棄。蘇格蘭醫生亞歷山大．弗萊明爵士（Alexander Fleming）之所以發現盤尼西林，也是因為培養皿中的細菌剛好有青黴菌的緣故。欸，人類還真是幸運。其實，這就是法國微生物學家路易．巴斯德（Louis Pasteur）說的：「機會總是眷顧準備好的人」（Chance favors the prepared mind）。

過去，人們都以為慢性胃炎或胃潰瘍是由壓力造成的。不過，馬歇爾等人卻認為應該是幽門桿菌的關係。

為此，馬歇爾還親身嘗試，喝下這些培養的幽門桿菌。雖然他因此得到急性胃炎，不過卻沒有引起慢性胃炎。後來，紐西蘭的醫學家亞瑟．莫理斯（Arthur Morris）進行同樣的人體實驗，才證明慢性胃炎是由幽門桿菌所引起的。

醫學進步是一部人體實驗史

治療方法或檢查方法到底有沒有效，沒有實際用人體測試是無法證明的。所以說，醫學的進步其實是一部人體實驗史。其中，不少人像神農嚐百草一樣，以身試法。醫學界有不少這類的趣聞，以下就讓我為各位介紹幾個。

其中最有名的，莫過於因為心導管而榮獲諾貝爾獎的德國醫生沃納・福斯曼（Werner Forssmann）。當時，福斯曼剛拿到醫師執照，但他不顧親朋好友的苦勸，仍然孤軍奮戰，**將心導管插入自己的心臟**。他之所以會這麼做，是認為將強心劑直接打入心臟的話，應該會更有效果。因此，他在手臂裡插入橡膠軟管，走到地下室的X光攝影室，一邊確認一邊將軟管插到心臟的位置。

這個研究在一九二九年並未獲得核可，他反而還被大學趕了出去。於是，他後來只好開個小診所幫人看病。然而，導管在醫療上的應用越來越普遍，二十七年以後，他終於榮獲諾貝爾的生理醫學獎。如果這個故事只是謠傳，大家可能會當勵志故事一笑置之吧。不過，這可是真有其人，真有其事，即使心導管是他很久以前的發明。不過**一個小診所的醫生竟然得到諾貝爾獎**，可是跌破眾人眼鏡。

最狂外科鬼才：翻墓園、讓自己得淋病、梅毒……

即使是傳染病，也有人願意以身試法。其中之一，就是十八世紀的英國名醫，有「實驗醫學之父」或「近代外科醫學鼻祖」之譽的約翰．杭特（John Hunter）。他為了確定性病梅毒與淋病的感染路徑相同，於是**將淋病患者的膿液**（不建議這樣做），**施打在自己的命根子上**。結果他不僅得了淋病，連梅毒都中標。於是，他認為兩者的傳染路徑相同。唉，怎麼會有這麼恐怖的實驗。

當然，他根本搞錯了。因為他採集的淋病患者本來就感染了梅毒，所以才會出現這樣的結果。不過，因為杭特的地位實在太過崇高，因此這個謬論被大眾相信了幾十年。不過，我在這裡還是要為杭特說幾句話。撇開這個失誤不談，人工受孕或電擊的心肺復甦術等劃時代的發明，都是他的手筆。

另外，他為了博取外科醫生的美名，還曾為《國富論》的作者亞當．史密斯（Adam Smith）做過痔瘡手術。

另一方面，杭特的行事作風相當瘋狂。它可以為解剖需求，跑去墓園亂翻；或者想盡辦法將巨人症（按：患者身高異於常人）的大體弄到手之類的。杭特既是大名鼎鼎的醫生，也是瘋狂科學家，他的傳記十分有趣。大家不妨讀一讀溫迪．摩爾（Wendy Moore）

寫的《握刀的人》（*The Knife Man*）（日本版由河出文庫出版）。

另外，我在煙囪清掃工人的陰囊癌中介紹的波特，就是杭特的老師。而研發天花疫苗的愛德華．詹納（Edward Jenner，英國醫生）也是他的學生。這一個師門還真是厲害。其實，學術研究也是一種師徒制，常常會出現表現特別傑出的門派。只不過學術界沒有門派這種說法。

解開疾病成因：柯霍式法則

醫學界中，有兩個人都被稱為「近代細菌學之父」，雖然這兩人沒有任何關係。其中一人是法國的路易．巴斯德（Louis Pasteur），另外一人則是德國的羅伯．柯霍（Heinrich hermann robert Koch）。

柯霍有許多卓越的研究，其中最著名的是一八七六年，他從炭疽桿菌（bacillus anthracis）發現，疾病其實都是由特定的細菌所引起的。

當我們確認疾病是不是來自於細菌的時候，根據的就是「柯霍式法則」（Koch's postulates）。這個法則因為是一百年以前的概念，不一定完全適用於現在。不過，有助於我們對於疾病成因的檢討。接下來，就讓我簡單介紹一下。柯霍式法則如下：

一、某種疾病一定存在相關的微生物。
二、該微生物可以分離培養。
三、凡是感染上該微生物的生物，會得到相同的疾病。
四、感染相同病症的生物，其微生物也能夠繼續分離培養。

簡單的說，就是「存在、分離、感染、再分離」的概念，很簡單吧。其實，除了傳染病以外，這個概念對我們在思考各種因果關係的時候，也派得上用場。

後來，柯霍又在一八八二年發現結核菌，一八八四年發現霍亂弧菌，創下不少豐功偉業。順便說一下，日本細菌學家北里柴三郎就是在柯霍的指導下，研發出破傷風菌的培養法，成功發現對抗毒素的抗體。

第一屆諾貝爾生理醫學獎，便是由北里的同事，埃米爾・阿道夫・馮・貝林（Emil Adolf von Behring）因「白喉（diphtheria）血清療法的研究」而獲得。其實，他的靈感完全來自於北里。如果榮獲第一屆諾貝爾獎的是北里的話，或許日本就不會像現在一樣，一得個獎就造成騷動了吧。

雖說霍亂弧菌是柯霍發現的，但正確來說，是他發現霍亂的病因。為什麼這麼說？因為這個細菌只出現在霍亂死者的身上，人類以外的動物幾乎看不到。因此，根據柯霍氏法則，這個現象雖然符合第一項與第二項的條件，但第三與第四項卻無法獲得證實。

喝下霍亂弧菌的科學家

另外一位以身試「病」的名人，就是十九世紀的德國醫學家馬克斯·約瑟夫·馮·佩騰科夫（Max Joseph von Pettenkofer）。佩騰科夫來頭不小，有「近代衛生學之父」的美譽。日本有名的文學家兼醫師，本名森林太郎的森鷗外也是他的門生。森鷗外覺得自己本來的名字用德文唸起來彆扭，所以他子女的名字都走西洋風，例如菟（oto）、類（lui）、不律（furits）或茉莉（mari）等。

後來菟的兒子，也就是他的孫子叫真章（makusu）。聽說就是取自他的老師馬克斯·馮·佩騰科夫（按：日文發音類似馬克斯）。森鷗外雖然相當敬重他的老師，不過佩騰科夫卻因為霍亂捅出一個大婁子。

話說一八五〇年，當時佩騰科夫正在思考怎麼遏止霍亂的疫情。而前一章出現的流行病學之父斯諾在一八五四年發現，霍亂來自於井水的傳染。不過，佩騰科夫卻以為，人類的腸道即使有霍亂的病原體，也不會平白無故的發作；一定是與糞便與土壤中的某些物質混合以後，讓霍亂的病因在空氣中散播的緣故。他的理論比較複雜，說到底，他就是覺得霍亂的疫情就是空氣混濁的緣故，比較接近瘴氣論（按：指腐敗動植物、穢物與惡臭物散發的毒素致病）的複合病因。

此時，剛好柯霍發現霍亂弧菌。佩騰科夫為了證明自己的論述，所以就喝下霍亂弧菌。他喝了柯霍給的霍亂弧菌後，雖然有拉肚子，不過沒有得到霍亂。可憐的是，陪著他以身試法的學生魯道夫．艾默里奇（Rudolf Emmerich），卻因為霍亂而九死一生。這項實驗當時雖然不了了之，但後來證明，柯霍鑑定的霍亂弧菌才是霍亂的原因。

其實，艾默里奇的小故事曾在日本富士電視臺的生活情報節目《雜學之泉》（トリビアの泉）播出，並引起現場來賓及觀察的迴響。

以上插曲，好像有扯遠了。真的是失禮、失禮。不過，說到人體實驗真的有好多有趣的故事。有興趣的人不妨讀一讀《奇妙的人體實驗史》（日本文春文庫出版）。這本書連卷末的解說都寫的逸趣橫生。連東洋史學者山本達郎都在朝日新聞的書評專欄大力讚賞：「卷末的解說條理分明，水準一流」。其實，那個解說是正是在下寫的。

胃癌與幽門桿菌

世界衛生組織（WHO）的外圍組織，國際癌症研究機構（IARC）依致癌風險的高低，做了一份評估分類表。其中，對人類有明確致癌性的物質、混合物和接觸場合被列為第一類致癌物。幽門桿菌也在一九九四年，與我前面說過的B型肝炎病毒、C型肝炎病毒、人類乳突病毒、黃麴毒素、某些抗癌劑或放射線等，並列為第一類致癌物。

幽門桿菌對於慢性胃炎的發病已符合柯霍氏法則。根據實驗報告顯示，慢性胃炎患者的胃裡存在某一種細菌，而且是可以培養的；莫理斯喝下培養的細菌後，就染上慢性胃炎。另外，從他的胃裡也可以抽離出幽門桿菌。

胃癌與傳染無關，所以不適用柯霍氏法則。不過，依此類推的話，幽門桿菌與胃癌的關係卻值得討論。如果將胃癌患者的病菌抽離，真的能夠藉由傳染，讓其他人也得到胃癌嗎？關於這一點，日本進行的動物試驗與流行病調查已經找到決定性的證據。

其實，病原微生物的感染也是有物種差別的。例如，某些動物容易感染，某些動物卻不會。我們雖然不知道什麼動物容易感染幽門桿菌，不過長爪沙鼠（Meriones unguiculatus）就是其中一種。長爪沙鼠是主要棲息在蒙古砂地的小老鼠。佐佐木倫子的漫畫《迷糊動物醫生》中也曾經出現，而且，最近還很熱門，大家都想養。實驗證明，當幽門桿菌灌到沙鼠的胃裡，就會出現慢性胃炎或胃潰瘍的症狀，最後演變為胃癌。從這些現象顯示幽門桿菌的胃癌病因論，幾乎符合柯霍氏法則。

流行病學的調查報告文也在二〇〇一年，世界權威的臨床醫學雜誌《新英格蘭醫學期刊》（*The New England Journal of Medicine*）上發表。

這篇論文的數據有一點繁瑣，請大家聽我慢慢道來。其研究對象是慢性胃炎或胃潰瘍患者。一千五百二十六名患者中，有一千兩百四十六人感染幽門桿菌，剩下的兩百八十人沒有感染。首先，這個事實顯示**慢性胃炎或胃潰瘍，除了幽門桿菌以外，還有其他因素**。

這些患者平均接受七．八年的觀察。結果發現有三十六人，也就是二．九％的人發生胃癌。而且，他們都感染幽門桿菌。沒有感染的患者都沒有胃癌。這麼傑出的數據在流行病學的調查中，是極其少見的案例。

幽門桿菌與胃癌的發病機制

那麼，幽門桿菌的感染又是怎麼引發胃癌的？不論是日本或是世界各國，大約有一半民眾都有過幽門桿菌，但不是所有人都會得到胃癌。其實，這也是其來有自。因為**幽門桿菌有不同的細菌株，只有 CagA 基因的細菌株最容易引發胃癌**。

幽門桿菌像是一個小型針筒，將 CagA 基因的蛋白質注射到細胞內。然後，它就像生化武器一樣，CagA 蛋白質在破壞細胞的極性以後，會促進細胞增生。如同我在前面說過的，細胞增生在癌症發病過程中扮演舉足輕重的角色。

此外，在胃癌罹患率最高的日本，患者大多找得到CagA的幽門桿菌。相較之下，胃癌罹患率較低的西歐，卻只有五%。由此可知，CagA是胃癌的關鍵。

當然，不是只要出現CagA就會罹患胃癌。不論是胃癌或者其他癌症，最後之所以會發病，是因為**致癌基因或抑癌基因突變的緣故**。幽門桿菌的感染雖然是因為發炎所引起，不過我也說過，在這個過程中，細胞的增生讓DNA產生複製，才是基因突變的主因。

其他的話，胃癌的發病也與鹽分攝取過多，或蔬果的攝取量不足等飲食習慣的影響，或家族史有關。另外，抽菸也是一個主要的因素。雖然胃癌的罹患率男高於女性，但幽門桿菌的感染並沒有男女之分。姑且不論這些因素，幽門桿菌的感染是日本胃癌的主要因素之一，是無庸置疑的。

除菌效果

大家都知道搭配使用抗生素去除幽門桿菌，可降低得到胃癌的機率，對消化性潰瘍的治癒率更高達九成。一般來說，抗生素分為兩種，為了增加抗生素的藥效，需要服用藥物來平衡胃酸。因此，九〇%以上的抗生素都有除菌效果。由此可知，只要**除菌就能夠降低胃癌的罹患率**。

日本曾將這個論述，發表在與美國臨床醫學雜誌《新英格蘭醫學期刊》，同樣權威的《刺胳針》（*The Lancet*）雜誌上。這個研究由五十一個大學或醫院等機構組成的 Japan Gast Study Group 所推動。該研究團隊篩選五百四十四位，接受內視鏡治療早期胃癌的患者進行實驗。同時，為了調查異地性胃癌，他們還用抽籤的方式分成除菌實驗組與對照組。換句話說，就是確認胃癌如果不是在原來的部分是否會發作。

這種方法稱為「隨機比較試驗法」，是一種優質的判斷方法，可以公正而且客觀判斷療效。這五百四十四人分成除菌組與無除菌組，各有兩百七十二人，同時經過三年的追蹤觀察。結果，無除菌群中有二十四人發現異地性癌症，而除菌群中只有九個人。這個結果具有相當重要的統計意義。

因為研究對象是早期胃癌的患者，所以不能保證慢性胃炎或胃潰瘍的患者也是如此。當然我們也可以將這個隨機的實驗方法，套用在慢性胃炎或胃潰瘍患者的身上。不過，只要胃裡有幽門桿菌就可能罹患胃癌，所以只靠二分之一機率的無除菌試驗組很難證明什麼。這也就是為什麼研究團隊沒有這麼做的原因。

我認為，只要降低幽門桿菌的感染率，日本將來一定能夠減少胃癌的罹患率。此外，二〇一四年ＩＡＲＣ也建議，**消滅幽門桿菌是預防胃癌的最佳辦法**。雖然這個方法到底有沒有效，需要一些時間來證明。不過，結論倒是很讓人期待。

8.
癌症不會傳染？袋獾死了八成，變瀨臨絕種

如果我說世界上有一些癌症是會傳染的，大家相信嗎？我指的不是 HTLV-1、肝炎病毒、幽門桿菌等因微生物傳染所引發的癌症，而是癌細胞的直接傳染。很恐怖吧。不過，大家放一百二十個心。這個跟人類沒有關係，接下來我要說的是袋獾（Sarcophilus harrisii）的故事。

袋獾正如其名，與袋鼠或無尾熊同樣屬於有袋類動物，是澳洲塔斯馬尼亞島（Tasmanian）特有的動物。他們的體積比貓大一點，長得可愛討喜，不過叫起來卻鬼哭神號，而且還喜歡吃動物的屍體，所以又有「塔斯曼尼亞惡魔」之稱。

不過，牠之所以被叫惡魔，還有另外一個原因，那就是子女的篩選。袋獾一生就是二、三十隻，但母獾的袋子裡只有四個乳頭。也就是說，這些小傢伙落地以後，就要與兄弟姊妹爭個你死我活。雖然說這是適者生存，不過簡直就是人間煉獄。

話說回來，一九九六年曾有報告指出，袋獾中流行一種「袋獾面部腫瘤病」，（devil facial tumour disease，傳染性癌症使罹病袋獾臉上生出腫瘤），而且因此幾乎瀕臨絕種。經過調查牠們的染色體與基因組以後，才發現原來袋獾中流行一種相同的腫瘤細胞。

雖然袋獾長得一臉可愛，其實是肉食性動物，而且攻擊性極強。牠們一張開口就是滿嘴利齒。在爭奪食物的時候也互不相讓，常常拚個你死我活，而這就是癌症傳染的關鍵。當癌細胞進入袋獾臉上就開始增生，然後產生腫瘤。最後袋獾會因為無法進食而死亡。

我頭一次讀到這篇論文的時候，感到相當震撼。因為，這個腫瘤很容易傳染，而且還可以無性繁殖，從一個癌細胞，竟然蔓延到整個塔斯馬尼亞島的袋獾都深陷其害。據推斷過去二十年，島上約有十四萬隻袋獾，竟然因為這個腫瘤死了八〇％以上。後來袋獾還被指定為瀕臨絕種。另外，專家還發現第二個袋獾面部腫瘤的無性繁殖。

大家知道臟器移植時會發生排斥反應嗎？一般說來，當個體的細胞或組織移植到其他個體時，會因為免疫反應而產生排斥。

之所以如此，主要是因為個體的差異，各有不同的組

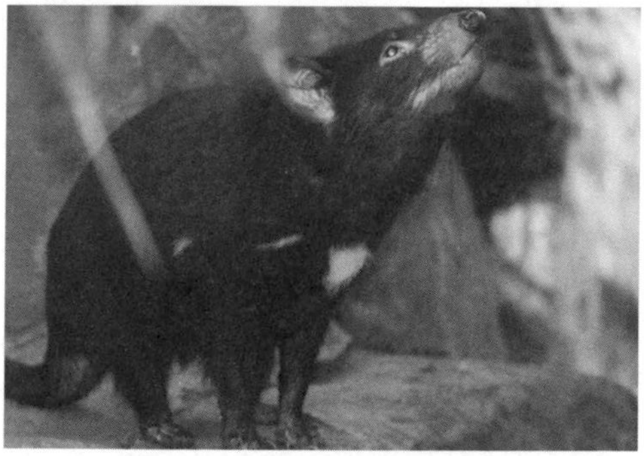

▲ 澳洲塔斯馬尼亞島的特有動物——袋獾。

織相容性抗原（histocompatibility antigen），身體才會出現排斥反應。然而，袋獾面部腫瘤的細胞，卻因為組織相容性抗原的表現不強，所以不會出現排斥反應。

其實，小狗也會發生類似的傳染性腫瘤，只是還不到致死的程度。如果人類也有這種傳染病的話，可能會天下大亂吧。還好，人類如果不是屍變，應該不會像袋獾或狗一樣互咬，所以大家不用擔心。

惡魔的未來：弱者活下來

塔斯馬尼亞州政府為了拯救袋獾，於是將沒有生病的個體隔離在小島。同時，塔斯馬尼亞大學免疫學專家也成功研發出疫苗。不過，因為保護區能夠保護的數目有限，而且疫苗需要接種四次。所以，沒有辦法一下子就達到功效。但近幾年來，袋獾的死亡已經有減緩的趨勢。

讓人意外的是，**袋獾因為進化，開始對這個傳染性癌症產生抵抗力**。專家曾針對這個疾病出現的二十年前後，分析袋獾的基因組。

結果顯示，這兩個基因組產生明確的變化。該基因組中有七個基因，其中五個，與人類的惡性腫瘤與免疫功能的基因有關。

更讓人吃驚的是，在短短二十年內，袋獾竟然在第四代到六代的後代看到基因組改變。由此可見，袋獾面部腫瘤病帶來物競天擇的選擇壓力（selective pressure），激發袋獾進化的能力。

另一個有趣的進化是，袋獾中開始出現攻擊性強但弱小的品種。在這個腫瘤出現以前，攻擊性強才能搶到食物，就越容易生存下來。不過，自從這個腫瘤出現以後，攻擊性強的袋獾因為相互攻擊，而容易感染癌細胞，相對的死亡率也比較高。於是，進化的選擇壓力便翻轉過來，讓攻擊性較弱的袋獾占上風。

進化真的很奇妙，連這樣可怕的疾病也有可能戰勝。雖然袋獾因為傳染性癌症而傷亡慘重，但最後卻是個性溫和的品種活了下來，說起來還算是不錯的結局。

不過，就長期而言，世界上沒有這麼好康的事情。等到那一天袋獾面部腫瘤細胞消失的話，攻擊性強的袋獾就會再度興起，然後大量繁殖。

攻擊性較強與較弱的袋獾比例、進化穩定策略（evolutionarily stable strategy，簡稱ESS，在動物個體之間的各種合作與競爭，種群的大多數成員所採取的策略），都與傳染性腫瘤有很大的關係。

前幾年我曾經去塔斯馬尼亞旅行。那是一個非常美麗的小島，有高山大海，還有蕨類茂密的溫帶雨林。可惜的是，那裡的袋獾不斷上演與傳染性癌症惡鬥的戲碼。說著說著，我又離題了。其實，攻擊性或免疫、進化等都很值得我們思考，所以我就在這裡順便介紹一下。好了，讓我們回歸人類的癌症吧。

9. 癌症、根治與表觀遺傳學

大家聽過表觀遺傳學（epigenetics）嗎？其實這是我研究的領域。我想，大部分的人對這個名詞應該很陌生。所謂的表觀遺傳學，就是「不受鹼基配對的影響，而是根據染色體的變化，產生穩定的遺傳型態」。

怎麼樣？還是有聽沒有懂吧？

我在第三章說過，人類的基因組有兩萬兩千到三千左右的基因。而控制這些基因表現，最後變成蛋白質的機制之一，就是表觀遺傳學。跳過細節不談，其中的要素就是DNA的甲基化（methylation，以甲基取代氫原子）。

DNA有ACGT四個鹼基，當其中的C，也就是胞嘧啶附著甲基的時候，就稱為甲基化。簡單的說，當控制基因表現的促進劑發生DNA甲基化的時候，就會阻礙基因的表現。後來證實，**DNA的甲基化其實與癌症的發病有關**。為了避免大家誤解，請容我再說一次，癌症發病的主要因素，基本上是因為鹼基配對的變化，產生突變所引起的。除此之外，ＤＮＡ的甲基化也有關係。

癌症與DNA的甲基化

根據多數的人類癌症組織調查顯示，在抑癌基因的表現控制領域中，ＤＮＡ甲基化的亢進會阻礙蛋白質的抑癌表現。大家記得嗎？我說過抑癌基因就是癌症發病的煞車閥。當抑癌基因的表現能力下降的話，煞車閥就會失靈，成為癌症發病的主要原因之一。

胃癌的發病與抑癌基因的過度甲基化有密切關係。日本國立癌症研究中心牛島俊和教授的研究顯示，幽門桿菌的感染就是重要因素之一。

幽門桿菌感染者的胃黏膜細胞，ＤＮＡ的甲基化比正常人高出許多。此外，罹患胃癌的人或胃癌較嚴重的人，也越容易累積ＤＮＡ的甲基化。

不過，這並不代表，只要確實做好除菌就能高枕無憂。因為，**即使幽門桿菌消失，DNA的甲基化也不一定能夠恢復正常**。牛島教授的團隊曾針對接受內視鏡手術的早期胃癌患者，追蹤幽門桿菌除菌後的狀況。結果顯示，七百九十五人中，有一百三十三人出現**胃癌復發**的現象。而且，**高度DNA甲基化的患者發病率也越高**。由此可知，即使沒有幽門桿菌，如果不降低ＤＮＡ的甲基化，就有罹癌的風險。嗯，說起來還真不好應付。

ＤＮＡ甲基化：不用刮糞便，就能診斷大腸癌

大腸癌、乳癌、攝護腺癌等，大部分的癌症也會出現ＤＮＡ甲基化的異常。而且，我們可以透過檢測血液中甲基化的胞裂蛋白（Septin 9 DNA），來診斷患者是否罹患大腸癌。其實，外國已經核准這個檢驗方法。

我想做過全身健康檢查的人都知道，大腸癌的篩檢用的是糞便潛血檢查。這個檢查法是利用有溝的牙籤在表面刮取適量的糞便。所謂「刮」，就是比塗抹更強的動作。算了，我們就不說文解字了。其實，當我們刮完以後，需要先將取樣放在冰箱裡。蛤？我知道即使有密封容器，心理上總是難免排斥。光從大便的取樣開始，就有夠讓人糾結的了。

話說回來，如果利用ＤＮＡ甲基化的話，只要抽個血就可以檢驗是否有大腸癌。而且，其準確性（敏感物或特異性）完全不輸於糞便潛血檢查。我想沒多久日本應該也會引進的吧。所謂敏感度與特異性，是健康檢查中相當重要的概念。大家知道了，**絕對只有好處沒有壞處**。所以，就讓我稍微說明一下。

圖 5-1　敏感度與特異度

	罹病	正常
檢查結果陽性	a	b
檢查結果陰性	c	d

敏感度＝a／（a+c）
特異度＝d／（b+d）

敏感度與特異度，罹病率有多少？

所謂敏感度（sensitivity），是指檢查結果的優劣。例如，生病時一般都透過檢查結果的陽性或陰性，來判斷罹病的機率。因此，敏感度代表患者檢查結果的陽性比例。

看完上面的解釋，大家可能會想：「那麼敏感度越高的話，檢查結果也就越可靠囉？」。不過，一般說來，**即使是健康的人，敏感度高的檢查出現陽性的機率也相對提高**。

其中，還牽涉特異度（specificity）的概念。所謂特異度，是指正常人在正確檢查下的陰性機率。換句話說，特異度就是指正常人的陰性比例。

請大家參考上方圖 5-1，就會秒懂了。這張圖分成四個區塊，橫軸代表是否生病，縱軸是檢查結果的陽性或陰性。a 是生病，但檢查結果陽性的群組；b是沒有生病，檢查結果陽性的群組；c是生病，檢查結果陰性的群組；d是沒有生病，檢查結果為陰性的群組。所以這張圖表敏感度就是a／（a＋c），特異度是d／（b＋d）。

好，那麼我問大家。假設在乳癌檢查中，乳房攝影（mammography）的敏感度高達百分之九十，而且檢查結果陽性。那麼罹患乳癌的機率是多少？

大家一定想就是九〇％啊。其實錯了，因為就像我前面說的，敏感度是指乳癌患者中正確的診斷比例而已。雖然這個問題是我故意設的陷阱，不過我想強調的是，這個罹病率不能只靠敏感度來判斷。

如果有更多資訊的話，例如罹病率＝罹患乳癌的準確率一％，特異度是九〇％。這個時候就容易回答問題了。百分比可能比較抽象，讓我們用一千位女性來思考，如下頁圖5-2所示。

首先，罹病率是一％，表示一千人中有十個人罹患乳癌。敏感度九〇％指的是，在乳房攝影檢查中，有九人出現陽性，一人出現陰性。特異度九〇％指的是，剩下的九百九十位非乳癌患者中，有一〇％，也就是九十九人被誤診為陽性的比例。

所以，圖表中的灰色部分表示，乳房攝影檢查中，出現陽性的九人加上被誤診的九十九人，總共有一百零八人。實際上，乳癌患者只有九個人而已。由此可知，即使乳房攝影的結果陽性，罹患乳癌的機率也只有八%而已。

篩檢或說或少都有這個問題。真的要追根究柢的話，只能靠精密檢查。因此，奉勸大家，**即使篩檢的結果出現陽性，也不需要自己嚇自己。這個時候就去做個精密檢查**，看看結果如何即可。

以上的說明雖然又離題，不過對敏感度與特異度有一定的認識，絕對利多於弊。甚至可以說這是大家都應該知道的常識。那麼，讓我們言歸正傳吧。

圖 5-2　敏感度與特異度

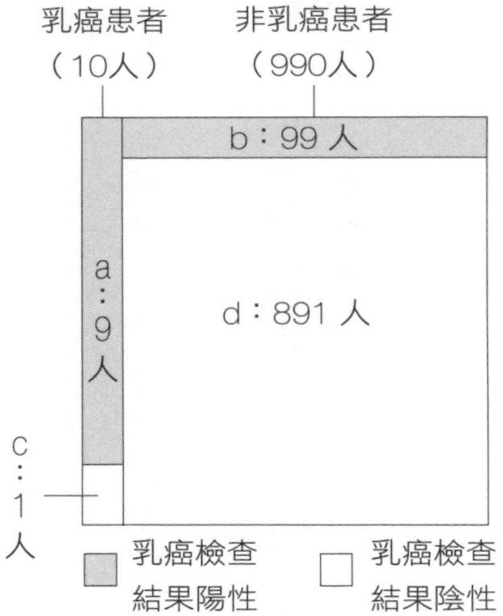

（a）檢查敏感度與特異度的說明。
（b）一千位乳癌檢查的結果 詳細內容請參閱右頁說明。

表觀遺傳學的療法

除了檢查以外，阻礙ＤＮＡ甲基化的藥物還有治病的功效。例如，骨髓化生不良症候群（myelodysplastic syndrome，簡單ＭＤＳ），就是製造血液細胞的造血幹細胞出現異常，導致血液細胞無法順利製造的一種疾病。

這個疾病極可能演變成白血病，因此我們也可以將之視為罹患白血病前的狀態。一般來說，大部分都是用阿糖胞苷（azacitidine，亦稱維達莎，主要用於治療惡性血液病）化合物，來阻礙ＤＮＡ的甲基化。

雖然突變是無藥可醫的，但表觀遺傳學卻可以利用阿糖胞苷等藥物**做某種程度的調控，這些藥劑稱為「表觀遺傳調控新藥」**。或許，將來各種疾病都可以透過表觀遺傳的調控而**有根治的可能**。

表觀遺傳學目前相當熱門，而且各種研究正在進行。表觀遺傳學的影響極其廣泛，除了疾病以外，連會不會成為女王蜂、牽牛花的模樣、學習或記憶，到老鼠的一夫一妻制等都有關係。有興趣的人不妨讀一讀岩波新書出版的《表觀遺傳學：描繪新的新生命圖像》。這本書的解釋深入簡出，簡單易懂。話說回來，這本書也是在下我寫的。不好意思，趁機打一下廣告。

10. 免疫療法的進展與神救援的條件

所謂免疫力，就是在辨別自我與非自我以後，排除非自我的一種反應。細菌或病毒屬於非自我，所以就是免疫反應的對象。例如，進行器官移植手術時，因為捐贈者的細胞不是自己的，所以會產生排斥反應。

那麼癌細胞呢？癌細胞是由幾個突變累積起來的。就基因而言，癌細胞與自己體內的細胞完全不同，至少在邏輯上，應該被視為非自我的異物。

免疫力的監控功能

「免疫監控」指的是，癌細胞受到免疫力監控的狀態。這個名詞是很久很久以前，由澳洲科學家弗蘭克·麥克法蘭·伯內特（Frank Macfarlane Burnet）所提倡的概念，他後來還因提出免疫學的後天性免疫耐受性而榮獲諾貝爾獎。另外一位提倡者，則是以《脆弱的物種》（*The fragile species*）一書聞名且著作豐富的美國醫生路易士・湯姆斯（Lewis Thomas）。

當時還是一九五〇年代，人們並不知道惡性腫瘤是由基因突變所引起，可見越是優秀的科學家，其見解就是與眾不同。

我們都知道，**免疫力失調的患者罹患惡性腫瘤的機率比較高**，而且這也代表人體具備了免疫監控機制。不過，或許人體一旦出現惡性腫瘤的時候，說不定因為免疫監控的運作，所以在發生初期就被抑制下來。

一旦產生致癌因子，就無法完全預防癌症的發生，所以即使有免疫監控的機制也是英雄無用武之地。事實上，臨床上來看，癌症其實進化得很快。然而，換一個角度來看，我們也可以說癌症之所以發作，是因為在癌細胞進化過程中，**逃過免疫系統的監控而產生突變**。

刺激免疫力，剋癌效果有限

基於人體將異物視為非自我的機制，有些人以為只要利用免疫系統對於腫瘤的反應，就能夠治好癌症。這種療法稱為「癌症的免疫療法」。

如果癌細胞有特殊的抗原體，那麼只要加強免疫系統的反應就好。可惜說起來簡單，做起來卻不容易。根據相關研究顯示，**大多數的惡性腫瘤都缺乏這樣的抗原體**。

即使如此，還是有不少學者努力透過各種形式，刺激免疫能力的活性，嘗試新的癌症療法。這些療法曾是高齡者之間熱烈討論的話題。可能有人會想起丸山疫苗的新聞（按：以增強免疫力為主，目前偏向於癌症術後保養及癌症預防的應用）。不過，這些新療法都還在測試中。

其實，不是免疫療法沒有功效，而是這種療法雖然對一些特定的患者有效，卻無從得知是哪些患者。換句話說，從為數眾多的患者數據看不出什麼成效，最後就會不了了之。然而，最近藥廠又研發出一個劃時代的新療法，那就是免疫檢查點抑制劑（immune checkpoint inhibitor）。

抑制PD-1，喚醒T細胞的保疾伏

免疫反應太弱就不能發揮功效，太強也會影響到自己，而引發自體免疫失調。

為了預防這樣的情況發生，於是人體有一個免疫檢查的系統。這個系統有抑制免疫反應的功能，擔任這項職務的分子就是PD-1。

PD-1是T淋巴球表面上的分子。這是一個受體分子，與配體PD-L1分子結合以後，能夠**抑制T細胞的活動**。另一方面，癌細胞中也有表現PD-L1的物質。呈現PD-L1配體的癌細胞會透過PD-1的訊號，抑制T細胞發揮消滅癌細胞的功能，導致免疫監控系統因為無法運作，而失去攻擊癌細胞的能力。

那麼，**只要抑制住PD-1，T淋巴球就可以攻擊癌細胞了**，不是嗎？是的，只要阻斷PD-1與PD-L1的結合就可以。根據這個想法，醫學家們於是研發出阻斷PD-1功能的抗體。換句話說，就是抑制免疫檢查點的藥物。

以前的免疫療法都是刺激免疫能力，對抗癌細胞，也就是踩油門的療法。然而，即使猛踩油門只要踩著煞車不放，車子還是跑不動。同樣的，即使刺激免疫能力活化，只要免疫檢查點被PD-1控制住，就得不到預期的效果。

抗PD-1的抗體與過去猛踩油門的免疫療法相反，是一種破壞煞車閥，利用免疫力治療癌症的療法。

Nivolumab（商品名Opdivo，保疾伏）是一種抗PD-1單株抗體（anti-PD-1 monoclonal antibody）與機制稍微不同的免疫檢查點抑制劑Ipilimumab（商品名Yervoy，益伏）**一同使用**，被用來對抗皮膚色素細胞惡性腫瘤的黑色素瘤。

結果發現，即使是惡性黑色素瘤的末期患者也有半數以上有效。雖然惡性黑色素瘤比較適合用免疫療法治療，但對於醫生也束手無策的癌末患者而言，竟然能夠有這樣的效果，可以說是相當了不起。

目前除了惡性黑色素瘤以外，也適用於非小細胞肺癌（non-small cell lung cancer）與腎細胞癌（renal cell carcinoma）的治療。目前正在研究其他癌症的應用。

什麼是單株抗體？

如我前面說的，抗體是人體的免疫球蛋白，它的功能是辨識體內的異物，這個異物就是抗原。通常抗原侵入動物體內的時候，血液中便會出現一些抗體。

因此，當某種抗原讓動物產生免疫反應，血清裡出現的抗體稱為多克隆性抗體，或多株抗體（polyclonal antibody）。

抗體製造過程相當複雜，這裡就省略不說。重要的是，B淋巴球會製造抗體。不過**一種B細胞只能製造一種抗體**。而且單株抗體＝單克隆性抗體，如同字面的意思，指單一抗體的細胞株所產生的抗體。

只要B細胞不斷的增加，就能夠輕輕鬆鬆的製造單株抗體。可惜事情卻沒這麼簡單。

因此，德國生物學家喬治斯・克勒（Georges Jean Franz Köhler）與英國生物化學家色薩・米爾斯坦（César Milstein）就想出讓能夠不斷增生的骨髓瘤細胞與B細胞融合來製造單株抗體的方法。說到骨髓瘤可能有人會想，嗯，好像在那裡看到過。其實，就是我在第一章說過的，利用蛋白酶體抑制劑就可以治療的骨髓瘤。

一般說來，骨髓瘤雖然也會製造抗體，不過也有不會製造的細胞株。克勒的想法就是讓這些骨髓瘤細胞株與B細胞融合。

如此一來，就能讓只製造單一抗體的融合瘤（hybridoma）細胞不斷的繁殖。兩個細胞雜交後的腫瘤就稱融合瘤。

我前面也說過，**不論是抑制血管新生，或治療成人型T細胞白血病的抗體都屬於單株抗體**。單株抗體被廣泛應用於人類醫藥或生命科學的實驗中。後來，他們兩人受到諾貝爾獎青睞也是理所當然的。

但溯本追源，最先發現細胞融合現象的，是已故的大阪大學岡田善雄教授。如果當時他能夠在論文裡提到一兩句單株抗體的話，他也會在諾貝爾獎上名留青史吧。哎，真讓人替他惋惜。

PD-1 的發現，神救援的成功率是……

PD-1 是我的老師本庶佑教授在研究室裡發現的分子。我還在大學服務的時候，當時讀碩士班的石田靖雄教授（現在奈良先端科學技術研究院大學）經過千辛萬苦，總算成功複製 PD-1 與 T 細胞的細胞凋亡有關的分子。

過去，大家都不知道 PD-1 分子有什麼功能。直到透過老鼠的實驗，看出 PD-1 基因受到破壞以後，會引起自我免疫系統失調，才得知 PD-1 可以抑制免疫系統反應。也就是說它是**癌症的檢查點**。

事實上，這個藥劑的研發過程相當曲折。撇開這個不談，PD-1 剛發現的時候，藥廠便利用這個分子研發新藥，沒有想到後來竟成為癌症的特效藥。

於是，本庶教授的堅持不懈總算開花結果。他常說：「我的目標就是將不可能變成可能」。不過，我們這些助手私底下卻常發牢騷：「是喔，這麼好的話，大家就不用吃苦了啦。」話雖如此，當研究出現成果、夢想成真的時候，那種感動真的是難以言喻。大家都說我們老師一定會得諾貝爾獎的。我這個不肖弟子也衷心期待這一天的來臨。

現在不少癌症病患都覺得，只要服用保疾伏就可以克服癌症。而且，與其他抗癌劑相比的話，它的副作用也比較少，所以**被視為神救援一樣的抗癌劑**。不過，這個抗癌劑也不是十全十美。**如果單獨使用的話**，不管是惡性腫瘤或者非小細胞肺癌，都**只有兩到三成的患者出現成效**。現在，還不能知道對哪一種癌症患者有效。而且像我後面會提到的，這個抗癌劑的價錢也不便宜。

醫學上的問題只要不斷研究，就有解決的可能。此外，抗體醫藥的製造成本雖高，很難一下子拉低價錢，不過也有可能會出現功能相同的低分子化合物。雖然這些想法不一定能夠實現，不過今後會怎麼發展，真的讓人期待。

11. 惡性腫瘤會進化，得靠基因組來分析

透過癌症基因組的調查，讓我們了解許多基因運作的機制。例如，癌症的發病重點在於致癌基因或抑癌基因的突變，以及癌症的進化等。此外，在基因組分析盛行以後，各種見解也逐漸出現。

基因組分析自來

目前來說，癌症的所有基因配對，也就是癌症基因組的檢測正進行的如火如荼。如同我在第三章說過的，這都歸功於次世代定序儀（sequencer）的研發（按：DNA定序，不需要經由細菌進行質體複製，以減少錯誤發生率）。說出來可能大家不信，創投企業牛津奈米科技（Oxford Nanopore）推出的定序儀只有智慧型手機的大小，而且基本款只要數

千美元就可以買到。

這個儀器應該只有專家用得到。不過，這也代表誰都能夠自行分析基因組。撇開這個不談，首先就是癌症的突變。我前面也說過好幾次，癌症之所以發作就是因為突變所引起。而且，重點在於這個突變不是一個，而是幾個突變湊在一起的。透過基因組的調查也已獲得證實。

而且，惡性腫瘤的種類也會影響突變的數目。例如，急性骨髓性白血病的突變細胞雖然只有幾十個，但肺癌或皮膚惡性腫瘤的黑色素瘤則高達十倍之多。這是因為肺癌是抽菸所引起，而惡性黑色素瘤受到陽光紫外線的照射後，更容易讓突變產生。

驅動基因與乘客基因

不過，突變的多寡也不是唯一重要的因素。惡性腫瘤的突變分為驅動基因（driver gene）、乘客基因（passenger gene），前者與發病直接有關，後者則是沒有直接關聯。在這裡，我們可以把驅動基因想像成司機，而乘客基因就是搭車的人。所以說，一個直接助長癌症，另一個只是敲敲邊鼓。

當然，重要的是**驅動基因的突變**。

從癌症基因組的分析得知，驅動基因有兩百種左右。人類的基因大概有兩萬兩千到兩萬三千個，所以就是一％。乍看之下很多，其實整體來說並不算多。我前面介紹的 src 癌症基因、p53 或 Rb 抑癌基因都屬於驅動基因。

透過癌症基因組的分析得知，癌病發作的驅動基因只有兩到六個突變。這個數目與癌症基因組分析前的推斷幾乎一致。或許大家會想：「還用說嗎？」不過，我反倒覺得這個足以證明，癌症研究的方向與結果，在基因組時代以前都是正確的，而不由得莫名感動。

好幾個驅動基因突變加上乘客基因突變

透過基因組的分析，我們可以得知生物的進化。若比較不同種類的生物基因組，更能了解其血緣的親近遠疏以及進化過程。我曾說過，癌症是會進化的，其實**惡性腫瘤**也可以像生物的進化一樣，**透過基因組進行分析**。

急性骨髓性白血病就是最好的範例。白血病的驅動基因因為突變數目不多，比較容易分析。在釐清癌細胞如何進化的時候，首先一定是從造血幹細胞的突變開始。但是，因為突變是隨機產生，所以我們無法得知到底是哪一個基因，或者是與基因沒有關係的基因組發生突變。

單單驅動基因的突變是不會罹患白血病的。不過，有些基因也會因為這個突變而讓增生能力亢進。因為突變是隨機的，所以有時會出現基因的突變。如果分析非白血病患者，也就是正常人的血液細胞，發現竟然只有二%的人擁有這樣的突變基因。

而且，這個**比例會隨著年齡而增加**，七十歲以上有五%到六%的人，血液細胞可能發生這種突變。造血幹細胞也不例外，細胞每增生一次，DNA就會以一定的機率產生突變。因此，年齡越大，突變的機率也越高。

當造血幹細胞因為突變而容易增生的時候，再加上一、兩個驅動基因的突變，就會引發白血病。在調查急性骨髓性白血病患者的基因組時，看得出來白血病細胞有好幾個的亞克隆。這表示白血病需要驅動基因出現兩、三個突變，再加上乘客基因的突變才會發病。

復發與亞克隆

想要控制白血病的病情，就必須使用抗癌劑。運氣好一點的話，即使談不上痊癒，白血病也幾乎可以處於消失的緩解狀態。不過遺憾的是，還是會有復發的可能。但復發的時候，我們可以透過基因組的分析，來查明白血病細胞的來源問題。

當白血病復發的時候，會出現什麼類型的亞克隆？其實，有兩個類型可以考慮。一個是原本優勢的亞克隆Ａ，另外一個是劣勢的亞克隆Ｂ。調查顯示，兩者都可能發生，而且都會產生新的突變。

一旦出現緩解現象，就表示這些亞克隆開始對治療出現反應。如果沒有反應的話，下次還會復發，這個時候出現新的突變也是理所當然的了。然而，後來我們還知道，這個突變極**可能是抗癌劑的副作用**。所以說，惡性腫瘤真的不是那麼容易治癒。

這裡雖然以急性骨髓性白血病為例，但其實大部分固體癌症的基因組分析也相當進步，很多機制一一攤在陽光下。國際癌症基因組聯盟（International Cancer Genome Consortium，簡稱ＩＣＧＣ）與癌症基因體圖譜計畫（The Cancer Genome Atlas，ＴＣＧＡ），這兩個重要的癌症基因組分析機構也公開數據庫，支援癌症基因組的分析程式。換句話說，就是建立人類的共同資產以便對抗癌症。

大家只要上ＩＣＧＣ的官網，就可以看到正在進行一些專案。像是肝癌、胃癌或膽管癌等日本都有參與。官網上不斷更新各種研發成果，例如肝癌的基因組分析，根據基因組的異常將肝癌分為六大類。此外，肝癌手術的存活率也因為這個分類而不同等。

12.

精準醫學：分子標靶藥物

有一個醫學名詞叫「precision medicine」，雖然不是癌症的專屬名詞，翻譯成中文叫做「精準醫學」。以癌症為例，精準醫學可以幫助我們在調查基因組的時候，找到基因突變的來源。雖然不能因此將突變從有變無，不過只要能夠研發出藥劑，因應該突變在生物學上所造成的異常，就能夠正確的設定治療目標。

什麼是精準醫學？

過去醫學界也曾套用服裝訂製的概念，流行客製醫療（order made）或特製醫療（taylor made）等個人化的醫療名詞。然而，**隨著基因組分析的準確度提高，而且針對特定突變研發的檢查站藥劑越來越多，精準醫學便成為主流。**

美國總統歐巴馬（Barack Obama）在二〇一五年國情咨文（按：美國總統每年在美國國會聯席會議上，在美國國會大廈中的眾議院大廳發表的報告）的演說中，曾提到精準醫學計畫（Precision Medicine Initiative），之後這個名詞就逐漸普及。二〇一六年NHK也曾推出專題報導，引起社會廣大的迴響。

透過基因組的分析讓我們更清楚癌症的性質。而且，重要的是根據癌症基因組的數據，我們就可以配合基因的突變，選擇合適的治療方法。事實上，現在已經有不少抑制特定驅動基因突變的藥物。這些藥物以特定的分子為治療標的，所以稱為「分子標靶藥物」（molecularly targeted drug）。這類藥物同樣也不只侷限於癌症，不過目前大多用於癌症的治療。

過去的抗癌劑大多利用癌細胞與正常細胞性質的不同，也就是細胞週期或代謝的不同。當然，因為兩者不同，所以才能夠發揮藥劑的功效。不過，除了癌細胞以外，也會對其他正常細胞產生不必要的效果。這就是抗癌劑的副作用。

分子標靶藥物雖然也是一種抗癌劑，但能夠只鎖定癌細胞進行治療，而不影響正常細胞。當然，我們也不能說完全沒有副作用，至少比過去的抗癌劑少很多。

從十九世紀底到二十世紀，出現一位活躍的德國科學家保羅・埃爾利希（Paul Ehrlich）。埃爾利希是一位貨真價實的天才，他除了因為抗原抗體反應的免疫學研究，榮獲諾貝爾獎以外，還有許多亮眼的成績。其中之一就是化學藥物的研發。

魔彈：只殺死細菌的化學物質

當時的德國（正確來說應該是普魯士〔Prussia〕）的化學工業相當鼎盛，埃爾利希便利用當地生產的各種色素將細胞或細菌染色。於是，他發現化學物質的染色方法，會因細胞或細菌而不同。單單是發現這個事實已經非常了不起，但他不愧是天才，還能繼續研發下去。後來他就想，如果**利用染色性質的不同，說不一定可以發現只殺死細菌的化學物質**。現在聽起來，大家可能會覺得理所當然。不過，這在當時可是相當了不起的發想。

埃爾利希覺得這種特效藥，簡直就像德國作曲家韋伯的歌劇《魔彈射手》（*Der Freischütz*）中百發百中的魔箭一樣，所以就命名為「魔術子彈」或「魔彈」。事實上，當時，細菌學者秦佐八郎從日本遠渡重洋在埃爾利希的手下學習，後來還發明梅毒的特效藥灑爾佛散（Salvarsan）。

一百年後的今天，魔彈除了應用於傳染病以外，也已經成功研發出不少抗癌劑。

我在前面介紹過的藥物，其實也都屬於分子標靶藥物。例如，第一章所介紹的蛋白酶體抑制劑、第三章介紹的阻礙血管新生的抗體等。早期研發成功的分子標靶藥物有曲妥珠單抗（Trastuzumab）（按：通用名，臺灣稱賀癌平〔Herceptin〕）與伊馬替尼（Imatinib）（按：通用名，臺灣稱基利克〔Gleevec〕）等。或許有人會想，這些抗癌劑都是藥廠卯足全力研發的。其實完全相反，他們根本沒有那麼積極。我想如果不是因為專家們狂熱信念的堅持，這些分子標靶藥物一定不會這麼早問世。這些研發的背後都有一些趣聞，就讓我說給大家聽吧。

賀癌平：一年創造十億美金的抗癌劑

當初發現Ｒｂ的溫伯格（Weinberg）實驗室，在小白鼠的實驗中又發現癌症基因neu。不過剛開始並沒有引起太大的關注。後來，基因泰克（Genentech）公司的德國科學家阿克塞爾．烏爾里希（Axel Ullrich）也發現人類版的HER-2（按：人類表皮生長因子受體2）。

基因泰克公司是一家歷史悠久的生物創投企業，由基因工學之父的赫伯特．博耶（Herbert W. Boyer）博士所創立。這家公司設立於一九七六年，資本額僅二十萬美金，不過卻透過基因工學，成功生產胰島素，為該公司帶來豐厚的利潤。後來陸續研發出賀癌平等分子標靶藥物，現在是羅氏（Roche）企業的子公司。他的業績甚至超過日本最大的製藥廠武田藥品工業，可見一家成功的生物科技公司發展多麼快速。

加州大學洛杉磯分校腫瘤學者丹尼斯・史萊門（Dennis Joseph Slamon）因為 HTLV-I 的研究而聲名大噪（按：人類嗜T淋巴病毒第一型）。他被形容為「既優雅又頑固的怪咖（摘自《癌症——四千年的歷史》（早川文庫 NF）。

他在一九八六年聽了烏爾里希的演講以後，突然靈光一現，心想或許 HER-2 可以做為癌症的標靶治療。那時候雖然還沒有什麼根據，不過史萊門卻仔細調查癌症組織中是否找得到 HER-2。後來，在部分乳癌發現 HER-2。

史萊門想，如果有一個抗體可以與 HER-2 結合，並且發出訊號抑制癌細胞的話，就能夠**治療 HER-2 的乳癌**。當他測試烏爾里希所製造的抗體時，不論是試管或者動物試驗，都證明這個抗體可以殺死乳癌細胞。

當時，基因泰克公司的主力不是抗癌劑，所以對於這個專案病並不感興趣。於是史萊門便決定離職。但他並沒有因此而放棄研發。他實驗的時候用的是老鼠的抗體，如果用在人體會被身體視為異物，所以沒有辦法直接使用。

也就是說，這時需**將老鼠的抗體改成人類的**。簡單的說，抗體分為將抗原辨識為特殊物質與非特殊物質。因此，他就將辨識抗原的部分使用老鼠的抗體，其他部分換成人類的抗體。以現在的技術而言，這個做法還不算太難。不過，在當時可說是相當先進的做法。

他製造的就是人類的 HER-2 抗體賀癌平。雖然他的治療方法還在實驗階段，也缺乏足夠的病例，不過效果還是相當驚人。史萊門在聽了烏爾里希演講的四年後，便製造出癌賀平。兩年後確認成效。研發的神速真的讓人嘖嘖稱奇。

所謂暢銷藥（blockbuster drug），指一年創造十億美金以上的藥品（按：約新臺幣三百二十億元）。賀癌平在一九九八年通過核准以後，現在的營業額已經高達一年六十億美金（按：約新臺幣一千八百億元），藥劑銷售量也名列前十名。這麼熱門的藥物竟然曾經不受公司青睞，現在想來還真的是奇也怪哉。不過換個角度想，雖然分子標靶藥物現在很熱門，但當時卻沒有人意識到它的價值。

費城染色體：未知數的致癌基因

慢性骨髓性白血病是由於成熟的白血球不斷增生所引起的疾病。從前不把它當作腫瘤，而僅視作身體的發炎反應。然而，事實並非如此，後來它被證實就是腫瘤性疾病的，就是我在第一章與第二章提到的，普魯士的偉大病理學家菲爾紹。

時間來到一八六〇年，當時費城有兩位科學家，發現慢性骨髓性白血球的細胞中，存在**非正常細胞具有的小染色體**。於是他們便以當地為名，將這個染色體稱為「費城染色體」。當時的技術無法知道這個染色體是怎麼形成的。直到一九七三年，芝加哥大學的生物學家珍妮特．戴維森．羅利（Janet Davison Rowley）在論文中提出，是第九號染色體與第二十二號染色體易位所產生的。二十二條體染色體的號碼從大的染色體開始，一、二、三的編號下去。因為第九號染色體的長臂與第二十二染色體的長臂互換，於是這個易位就讓第二十二號染色體變短了（請參考下頁圖 5-3）。

費城染色體到底是慢性骨髓性白血病的結果，還是發病的原因，雖然沒有確切的答案，不過一九八二年，在易位部分的第九號染色體發現 Abl 基因，所以幾乎可以斷定這就是原因所在。

Abl 是一種轉錄因子，有 Abelson 老鼠白血病的病毒，所以是會刺激增生的致癌基因。後來，第二十二號染色體的基因也被釐清，同時命名為ＢＣＲ。Abl 就是 Abelson 的縮寫，ＢＣＲ是一個未知的基因，所以就以易位的斷裂（brake）點集中在一個領域（region），而命名為「斷裂點簇集區」（breakpoint cluster region），簡稱ＢＣＲ。這些研究顯示，慢性骨髓性白血病的基因變化其實就是出現 BCR-ABL融合基因。這是第二十二對染色體的部分ＢＣＲ基因，與第九對染色體的 Abl 基因融合後產生的基因。

這個融合基因的蛋白質稱為 BCR-ABL 蛋白質。而且，我們知道這個蛋白質的訊號對於慢性骨髓性白血病的發病相當重要。這個融合基因為來自於染色體的易位，所以這種

圖 5-3　染色體的易位與費城染色體

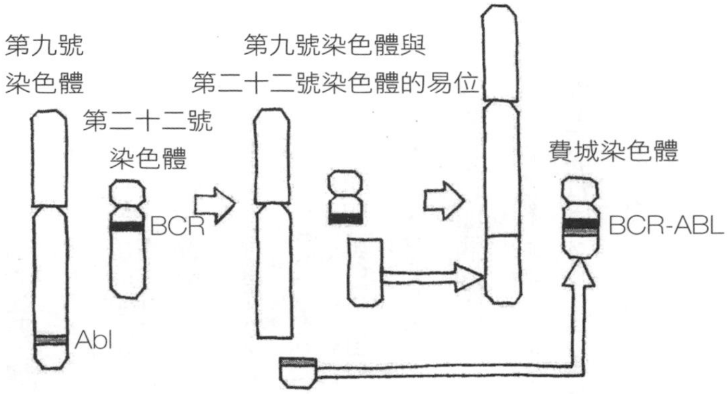

第九號染色體與第二十二號染色體的末端互換（易位），形成非常短的費城染色體。此外，這個易位也形成 BCR 與 Abl 的融合基因。

類型的蛋白質絕對不會是正常細胞所擁有的。

BCR-ABL 是下游蛋白質附著磷酸後，活性化的激酶。就像我在第三章介紹的，第一個被發現的致癌基因 src 也是激酶的一種。激酶的種類繁多，**能夠抑制這些激酶的化合物就是星形孢菌素**（staurosporine）。

星形孢菌素是從放射線中抽出的天然物質，到底是誰發現的呢？喔，原來是北里大學特別榮譽教授大村智教授。大村教授曾因為發明治療寄生蟲的藥物而榮獲諾貝爾獎。不過，除了這個星形孢菌素以外，他還發現許多有用的天然物質呢。

基利克能不能「治療」慢性骨髓性白血病？

星形孢菌素不能當作藥物，因為它具有對細胞來說很重要的激酶，如果這些激酶全部被抑制的話，不管什麼細胞都會一下子就被殺光。

於是，科學家便以這個論點為基礎，**合成出可以只抑制 Abl 或 src 激酶的化合物**。瑞士的汽巴嘉基（Ciba-Geigy）公司（已與山德士公司合併為諾華〔Novartis〕集團）推出不少抑制劑，其中也有與 BCR-ABL 結合的商品。

美國腫瘤學家布萊恩，德魯克爾（Brian J. Druker）聽說有這樣一個化合物，於是便將它添加在慢性骨髓性白血病細胞的培養液中。結果效果非常驚人，僅僅一個晚上白血病的細胞就幾乎死光，而且經過動物試驗也證明它的成效。更厲害的是，正常細胞完全不受影響。因為正常細胞沒有 BCR-ABL 蛋白質，所以這個實驗結果很合乎邏輯。

那麼，汽巴嘉基公司會因此而積極推動這個「基利克抗癌劑」的臨床實驗了嗎？答案完全相反。

因為藥物的研發需要透過動物試驗或臨床試驗，這個投資金額至少以百億美元計算。

慢性骨髓性白血病的發病機率不高，每一百萬人中，一年只有十到十五人罹病而已。所以，該公司經過評估以後認為冒險研發可能會得不償失。

然而，德魯克爾卻沒有因此而放棄。他盡一切努力拿到基利克，進行第一期臨床試驗（phase I trial）。第一期臨床試驗的重點不在於確認藥效，而是安全性。不過，在第一期的臨床試驗中，五十四名接受高藥量治療的慢性骨髓性白血病患者中，五十三位的白血病細胞幾乎不見，證明這個藥物出現完全緩解的現象。

對於這個原本沒有理想療法的疾病而言，成效實在太過驚人，不是一句劃時代就可以帶過的。

不少患者在維持了幾年的緩解狀態以後，停止服用也不會復發。不過，與其說這個藥物可以殺死白血病細胞，倒不如說是停止細胞的增生。基本上是需要持續服用的。因此，這個基利克的營業額相當可觀，成為一種暢銷藥，一年的營業額接近五十億美元（按：約新臺幣一千五百億元）。

德魯克爾當初費盡苦心的研究，原本是為了拯救那些慢性骨髓性白血病的病患。沒想到事與願違。這些無藥可救的病人卻因為基利克的問世，而在帶病的情況下存活下去，反而讓病患人數不斷增加。這個結局當真有一點吊詭，讓人想起來都覺得好笑。欸，當真是可喜可賀。基利克的故事本來想說到這裡就打住，不過事情沒有這麼簡單。事實上，後來發現**基利克對某些人沒有效**。

BCR-ABL是將磷酸附著在下游分子的一種激酶，它的磷酸化反應就是第一章所說的ATP的原料。BCR-ABL蛋白質有一個ATP凹處，ATP需要嵌入這個凹處才能產生反應。基利克的構造會替代ATP跳入那個凹處，讓BCR-ABL無用武之處。

當調查那些對基利克產生抗藥性的白血病細胞時，發現BCR-ABL的突變也讓同一個特定場所的鹼基產生突變。一旦產生突變，ATP雖然可以嵌入那個凹處，但基利克卻進不去。

大家回想一下，我說過**癌症是進化式**。**即使突變是隨機發生，但其中有些癌細胞也會有技巧的避開分子標靶藥物**。分子標靶藥物比較沒有副作用，雖然是它的優點，但也不是無懈可擊。不過，藥廠已經針對那些有抗藥性的慢性骨髓性白血病，研發出新的分子標靶藥物。或許癌細胞的進化與人類智力的鬥爭，永遠沒完沒了。

13.

新型分子標靶藥物：用錢換來的健康性命

分子標靶藥物不斷的推陳出新。雖然各種疾病因為研發風氣，而有藥可治是值得慶幸的。不過，它還是有它的問題所在。那就是要價太貴。不論是對個人或政府而言，這一筆開銷都是一個沉重的負擔。

如果所有驅動基因的突變，都有藥物可以抑制它的異常，那麼就概念而言，說不定癌症就有治癒的可能。可惜的是，廠商所研發的**新藥不可能因應所有驅動基因的突變**，而且在治療的過程中，也可能產生新的突變。因此，想用藥物完全控制癌症應該很難吧。

目前市面上的分子標靶藥物雖然不少，但其他新藥也在陸續研發。

根據日本文部科學省（相當於臺灣教育部）「因應癌症研究領域特性等之支援活動」官網的介紹，直到二〇一五年為止，美日兩國核准的癌症分子標靶藥物，共有七十件。其中三十九件以激酶為主，鎖定增生訊息分子。此外，七十件中有二十五件是單株抗體。從這個數據可知，激酶為標靶的功效較大，抗體則適合研發新藥。

以二〇一六年的臨床試驗階段為例，光是低分子的分子標靶藥物就有六百四十一種化合物列入名單。其中將近七成都是激酶抑制劑。雖然這些化合物不可能全部都獲得核准，不過這個數目也算是壓倒性的多了。

這些藥劑的標靶高達一百二十七種也是相當可觀的數字。事實上，除了激酶以外，各式各樣的藥物正在研發中，像是本書所介紹的表觀遺傳學、端粒的調控、基因表現、細胞凋亡、自噬，甚至癌症的代謝或免疫力等都是研發領域。

停用抗癌劑，不復發有多少％？

各種分子標靶藥物的問世雖然值得慶幸，但問題是每一個都很貴。其中，免疫檢查點抑制劑保疾伏還造成社會話題。日本人比較少發生**惡性黑色素瘤**，十萬人中一年只有一到兩人發病。為了這麼少數的病患所投資的成本，當然提高藥物的價格。因此，這個藥在剛通過核准的時候，竟然要價三千五百萬日圓（按：約新臺幣九百六十二萬元）。

後來，保疾伏也可以治療**非小細胞肺癌**，讓適用的患者飛躍性的成長，所以價格便宜了一半。從保費與稅金支付的觀點而言，為了預防保健制度破產，這也是無可奈何的結果吧。不過，對於藥廠而言，如此一來會降低研發新藥的誘因，所以引起業界反彈。醫藥費的居高不下今後一定會成為社會問題，如何劃清界線將會十分棘手。

以保疾伏為例，這個抗癌劑只對兩到三成的病患有效。如果知道哪些病患服了以後有效，就能夠降低醫療費用。雖然我們無法確切掌握服用多久才會出現功效，不過當然是越短越好。

慢性骨髓性白血病的分子標靶藥物基利克，雖然不像保疾伏那麼貴，但一天也要一萬日圓（按：約新臺幣兩千七百元）。市面上有同樣的學名藥（generic drug），但價格也不便宜，是基利克的一半。而且還有副作用，所以法國正在研究有沒有可能放棄服用。

基利克服用三年以上，而且兩年以上沒有出現 BCR-ABL 基因的患者，也就是出現分子水平的緩解現象的人在停止服用以後，約有四成都不會復發。基利克不僅可以抑制慢性骨髓性白血病細胞的增生，產生緩解狀態，而且研究證實可以根治。

日本國內也進行同樣的研究，結果顯示**有七〇%的病患在停止服用後第一年，六五%的患者在第二年都沒有復發的現象**。此外，即使在第一年內復發，只要持續服用就會恢復原來的狀態。我想這樣的研究今後應該會越來越多。不過，抗癌劑明明有用，卻要停止服用還真的需要一點勇氣。

日本的保險制度雖然很優質，但當初設計的時候，並沒有想到市面上會出現這麼昂貴的藥物。

如果這些昂貴的藥物越來越多，現在的保險制度總有一天會面臨破產。雖然這麼想比較負面，不過我們**這個社會已經進入用錢換命的時代**。

於是，有人提出質量調整壽命年（Quality-adjusted life years，簡稱QALY）的概念。這個概念的重點不在於延長存活期間，而是存活年數乘以生活品質（quality of life，簡稱QOL）。例如壽命延長了兩年，但生活品質為正常人的一半的話，就換算為一年。而且，健健康康的活一年需要花多少錢，也就是一個QALY單位的所需費用，稱為「增加成本效果比」（Incremental cost effectiveness ratio，簡稱ICER值）。

我覺得要跟健康人比較，決定自己的QOL其實很難，更不用說訂定合適的ICER值。日本雖然還沒有關注這個議題，但美國或英國都認為五百到六百萬日圓應該是極限了（按：約新臺幣一百三十七萬至元一百六十四萬元）。是喔，**我倒覺得這個價錢，就可以健健康康的活一年還蠻便宜的**，大家覺得呢？

與其說這是論斤論兩的計算生命的價值，倒不如說這是社會大眾可以接受的金額。不論如何，日本在不久的將來也一定會需要認真思考這個問題。

醫學與AI技術

我們所處的這個時代，需要自己從林林總總的資訊中，選擇適合自己的治療方法。這些資訊可能是某位病患惡性腫瘤的基因組資訊，或者他用了什麼抗癌劑、治療方法之類的。不過，這些都需要一定的專業與經驗才能做出合適的決斷。

但現實生活中的發展更快，人類的腦力也有極限，因此才需要人工智慧助一臂之力。我們雖然不知道世界上到底有多少抗癌劑。不過，可以確定的是種類越多，就可以讓癌症治療的醫學變得更精密，讓精準醫學更正確。我想不久的將來，大家會習慣透過癌症基因組的分析，訂定確實的治療方針。

如此一來，就會讓治療越來越專精。

在醫學院的謝師宴中。教授都習慣說幾句臨別贈言勉勵學生。有一年，上臺致詞的教授竟然有三分之二都提到今後的醫學不用AI不行了。我雖然不知道AI對他們有多重要。不過，從這件小插曲不難看出AI是多麼讓人期待。

像是**放射線或X光片的診斷有一天會被AI取代**。事實上。AI已經能夠透過病狀或檢驗值準確診斷病名。**對於常見的疾病，AI的功力甚至不輸資深的醫師**。而且，在**罕見疾病這一塊AI還更勝一籌**。現在已經是AI的時代了。

我寫在這本書的時候，剛好有媒體報導ＡＩ在讀取許多醫學論文以後，竟然能夠準確的分析癌細胞基因組，說中患者罹患的二次性白血病。我記得因為是第一次嘗試，當時還成為熱門新聞。我想不久的將來，日常診療也會用到ＡＩ技術才對。

人工智慧的時代，華生的登場

前面說的案例用的就是ＩＢＭ製造的人工智慧系統華生（Watson）。這個ＡＩ系統當初是為了參加美國知名的益智節目《危險邊緣》（*Jeopardy!*），挑戰人類智能所研發的。而且，在二〇一一年終於奪下冠軍寶座。或許大家會想電腦記憶體的容量那麼大，人類怎麼跟他比。

不過，大家別忘了，益智節目的題目有很多陷阱。因此，ＩＢＭ為了打贏就需要研發出新的ＡＩ系統。華生的研發時間極短，它的來龍去脈全部詳細的記述在《我，華生，會思考的電腦？ＩＢＭ打敗 Jeopardy! 益智競賽兩大冠軍高手的華生電腦》（*Final Jeopardy: Man vs. Machine and The Quest To Know Everything*）（日譯本由早川書房，中譯本由遠流出版社出版）。

不過，ＩＢＭ表示對他們來說華生並非ＡＩ系統，「它雖然是電腦，卻跟人類一樣懂得學習新知，是一種透過經驗學習的認知技術〔cognitive technology〕」。

現在只要輸入「IBM Watson」就會跳出官方網站，日文官網還另外提供一個服務：**網友可從推特（twitter）的留言分析個性**。我曾經在自己的推特上試了一下，準的嚇死人。**這個華生真的厲害**。

華生從研發開始就應用在醫療或醫學教育上。華生與醫學院那些忙碌的教授不一樣。不管學生的問題再怎麼無厘頭，都能夠心平氣和的仔細回答，而且不限時間場地，真的是好處多多。而且所有文獻過目不忘。嗯，應該說它將所有文獻儲存在數據庫，永遠提供我們最新的訊息。

或許有一天醫學教育會跟現在完全不同，再沒有教授立足的餘地。

很難想像將來醫療的發展沒有ＡＩ系統的參與。當然，有些醫療像外科手術之類必須靠人工來進行。但依照領域的不同，將來一定有許多工作會被ＡＩ取而代之。大家可能會想：「照顧病人就不行了吧。」不過，我卻不這麼以為。因為，患者也會有不方便跟醫師說的時候，如果是電腦的話就不用扭扭捏捏了。

今後對於病情的診斷與怎麼治療，可能已經無名醫的用武之地，一切交給優秀的人工智慧包辦就好。這種說法雖然有一點殘酷，不過為了加強診斷與治療方針的準確性，ＡＩ技術將成為一種趨勢。

ＡＩ雖然沒有辦法準確的預測未來，不過我想不久的將來，ＡＩ能在癌症基因組的分析或治療方針的選擇上派上用場。

14.

癌症可治療，但不會消失

關於癌症，我已經在前面章節中，詳細說明從發病的分子機構到治療的各面向。最後，我想利用這個篇幅做一個總結，為大家複習癌症的一生。

就像我前面說的，大致說來惡性腫瘤要大到一公分左右，才能夠檢驗得出來，而且至少要花十年以上的時間。

大家記得嗎？我說過癌症是從一個細胞開始繁殖的。它們開始繁殖的時候，即使驅動基因突變，也還不能說是癌症，增生的速度也沒有那麼快。癌細胞是隨著突變的累積，讓增生的速度越來越快，最後具備浸潤或轉移能力。

所以說，這樣的進化需要長年累月的累積。

突變是隨機產生，而且基本上年齡越大機率越高，所以癌症的原始細胞就必須夠長壽才能突變。而人體內比較長壽的細胞大概就是幹細胞之類的細胞。

那麼，要多少個驅動基因的突變才會**致癌**？**白血病的話至少要兩到三個。大部分的實質固態癌則六個左右**。雖然說突變是隨機產生的，但驅動基因也需要累積這些數目才會發病。所以說，一切都是運氣——對於癌細胞而言，是存活的幸運，對於人類而言，是癌細胞增加的不幸。基本上，**突變是一種隨機，所以驅動基因會不會突變全憑運氣**。

另外，即使我們的身體出現癌症的徵兆，也不會三兩下就變成癌症。我們雖然不知道正確的比例，不過**大部分的癌細胞，或致癌性細胞都可以透過免疫監控機制排除**。換句話說，只有（讓人）非常衰的癌細胞才會異常的進化，慢慢的繁殖，最後成為一個臨床上的癌症。

別等罹癌以後，才想了解癌症

當我們被醫生宣告得到癌症以後，就是災難的開始。各式各樣的治療方法，例如手術、放射線治療、抗癌劑或者分子標靶療法等將排山倒海而來。如果癌症完全清除，也就是說被殺死，我們就可以跟它說再見。然而，結局不一定如此，因為也有可能會有其他發展。如癌細胞切除的不乾淨，或者抗癌劑的化療或分子標靶藥物沒有辦法發揮功效等。

癌症是由一個細胞，也就是單株細胞所引起的。但這不代表單一腫瘤中，各個細胞的基因組全部相同。在進化的過程中，會出現許多不同突變的亞克隆株，讓腫瘤細胞多樣化。沒被抗癌劑殺死的癌細胞可能本身就有抗藥性。因此，即使治療中只有少數癌細胞躲過一劫，這些細胞也會增生下去。大家回想一下基利克的說明。我說過分子標靶療法雖然可以抑制癌細胞增生，不過癌細胞也可能因為其他新的突變，而對抗癌劑產生抗藥性。癌症與人類的決戰簡直像強國的軍事競賽一樣激烈。

如果大家讀完這篇以後，對癌症有一個基本認識的話，就不枉費我在第五章的說明了。況且，我們只有真正理解它的原理，在癌症突然來臨的時候，就能夠冷靜應對，不會手忙腳亂了。

我們常說藥到病除，其實那是相當難做到的。從古至今，人類有能力杜絕的人源性疾病也只有天花而已。那是因為天花不像癌症那麼多樣化，它的病因只有一種，那就是天花病毒。所以，只要施打疫苗就可以根治。

那麼，**癌症可不可能撲滅**呢？遺憾的是，**完全不可能**。我們能夠做的，就是像第二次世界大戰中的日本軍一樣，在頭上綁一條寫著必勝的頭巾，激發士氣而已。癌症撲滅運動的推廣雖然也無不可，但難免會給患者帶來壓力。我個人以為負面的影響很大。

哈佛大學的阿圖．葛文德（Atul Gawande）教授寫過一本相當棒的書，叫做《凝視死亡》（*Being Mortal*）（日譯本由三鈴書房，中譯本由天下文化出版）。書中教我們該如

何面對癌末，該怎麼看待人體的老化等。癌症末期該如何治療，其實因人而異。只不過，這個抉擇相當困難

這本書的內容包羅萬象，像是安寧照顧（hospice）的效果、家人支撐的重要性或者什麼時候就該放棄治療等，都是值得深思的議題。有興趣的人不妨找來一讀。這本書還曾經榮登美國暢銷排行榜呢。

當然，個人的癌症是有可能根治的。然而，不論醫學如何進步，要讓世界上從此再也沒有癌症的死亡病例卻無法做到，簡直就是天方夜譚。不，甚至可以斬釘截鐵的說，就是一派胡言。因為這不僅僅是癌症的問題而已，其中還牽涉到病因的多樣化與進化的速度，所以就不難理解它的難度了。

15. 什麼樣的人得癌症？靠運氣

疾病就像人生一樣，我們會生什麼病，怎麼死的都是一種運氣。當然，癌症也不例外。話說回來，也不能因為這樣就聽天由命。不只是癌症，我們唯有具備正確的知識與自我判斷的能力，才能夠善用運氣。

二〇一二年的資料顯示，就生涯罹癌率來看，日本男性罹患癌症的可能性是六一．八％，女性則是四六％。

那是因為年紀越大，突變的累積就越久的緣故。只要社會持續高齡化，這個現象就會是一個必然的趨勢，而且比例越來越高。也就是說日本人中，有一半可能得到癌症。為了預防萬一，事先對癌症有一個基本了解，絕對百利而無一害。（按：根據臺灣衛福部統計，二〇一八年十大死因第一名為癌症，其死亡人數為四萬八千多人，占所有死亡人數二八．二％；五十五歲以上，占八五％；癌症死亡人數增加以六十五至七十四歲、五十五至六十四歲人數最多；但標準化死亡率較前年下降一・三%）。

首先，癌症的多樣化。同樣是癌症也有器官的區別；即使是器官相同，也會因為那一個基因的突變，讓性質完全不同，而影響治療方法。當然，這個跟癌症發現時的發展也有關係。

從前大家聽到癌症都聞風色變，現在雖然慢慢改善了，但也不至於像八卦雜誌那些誇張的標題，什麼「癌症絕對可以根治」或者「癌症根本不可怕」之類的。真的要說的話，應該是「癌症不等於絕症」或「不是所有癌症都很可怕」才對。

我們必須了解一個概念，那就是癌症的多樣化。因此，我們不能單憑癌症的病名就妄下判斷，因為其中牽涉極廣，例如什麼細胞引起的，或什麼基因的突變等。

癌症的進化

癌症來自於驅動基因的突變，與突變的累積。如果能夠理解這個基本原理，我們就知道提倡癌症可以「放置不管」的論述是站不住腳的空談，或者說就是為了譁眾取寵而已。

除此之外，大家也就能理解那些民間食療，或者只要改變生活習慣就會痊癒的說法，都是在胡說八道。當然，在正規的療程以外，試一試這些民間療法也是可以的，而且就心理層面而言，還有一些安慰的作用。不過，如果只相信這些偏方的話，那就是拿自己的命開玩笑。

或許這麼說太直白，不過我們會發生什麼突變全憑運氣，會不會得到癌症也是上天的安排。曾有論文指出，人體中有三分之二的器官，它的罹癌率其實與組織幹細胞的分裂次數，也就是突變的機率有關。這個說法後來也獲得證實。簡而言之，如果一切都是注定，那麼該來的總是會來。只不過，並非人人如此，也並非所有癌症都如此。

對於那些像裘莉一樣，致癌基因容易突變的人而言，就是癌症的預備軍。遺憾的是，這是遺傳，沒有選擇的餘地。不過，除了運氣以外，有些癌症是可以避免的。例如人類乳突病毒導致子宮頸癌或C型肝炎導致肝癌。其中，最重要的是抽菸引起的肺癌。其他像幽門桿菌引發的胃癌也是與運氣無關，可以事先預防的癌症。

如果說癌症在哪一個階段被發現全憑運氣的話，那麼能不能遇到一個好醫生，更需要燒香拜佛了。在我們罹患癌症的時候，應該先盡人事，弄懂自己的病情，尋找最好的治療方法，以活下來為首要目標，最後才是任由上天安排。這種說法可能有說等於沒說。不過，當真遇到癌症了，大家會怎麼做呢？

結語　吃藥、動手術，都會用到病理學

寫到這裡，本書終於進入尾聲。感謝大家一路不離不棄，讀到最後。我雖然長期在病理學打滾，不過在寫這本書的時候，也不時感嘆醫學或疾病的奧妙。如果我的心念能引起讀者一些些的共鳴，就是身為筆者最大的榮幸。

本書雖然是寫給一般人看的，但難免有一些專有名詞，還是讓大家看得頭昏腦脹。不過話說回來，如果連這些基本名詞都沒有概念的話，就不要談什麼學習新知了。所以，即使有聽沒有懂，也只能請大家勉為其難。

反過來說，當我們了解這些專有名詞以後，就能夠知道我們是怎麼生病的。只要掌握這些基本名詞，醫學理論就沒有那麼難懂。

老實說，我為了如何深入簡出讓大家了解本書的內容，還真的是費盡心思。不過，我這些苦心大家感受到了嗎？我常常寫著寫著，就會想起一些趣事而東西南北亂扯一通。或許這些喧賓奪主的八卦，像我上課的講義一樣，讓大家覺得更有趣吧。

我在寫這本書的時候，雖然也參考不少書籍與文獻。不過，前言中的羅賓斯的《基礎病理學》，與三不五時出現的《廣辭苑》才是我自始至終奉行的寶典。有時候我也會上網查詢維基百科，看一看英文是怎麼說的。其他像是穆克吉的《萬病之王》（早川文庫NF出版），或黑木登志夫教授的《癌症基因的發現》（中公新書）也是我仰賴的對象。

我從醫學院畢業到現在也三十五年了。醫學進展的快速，常讓我瞠目結舌。生命科學的研究讓我們了解疾病的分子機制。回想起來，在我畢業的時候，根本沒有什麼特效藥。從前的藥物都是基於經驗，最近卻是根據理論研發的。

最典型的案例，就是我在癌症章節中介紹的分子標靶藥物。

我們去看病的時候，醫生都會開一些處方。**想知道這些處方的機制，就需要對病理學原理有一個概念**，知道疾病是怎麼一回事。這也是我之所以動筆的念頭。

如果大家在讀完本書以後，覺得自己的醫學素養有所進步，不再一問三不知，而且還有餘力跟醫生討教的話，就不枉費我的苦心了。行文至此，謹獻上十二萬分謝忱，感謝大家的厚愛，讀完本書。

本書從企劃到出版整整花了四、五年。藉此感謝安藤聰編輯。如果不是他的一路相挺，就不會有本書的問世。

國家圖書館出版品預行編目(CIP)資料

有趣到讓你不想睡的病理學通識：大阪大學最熱門病理學講義，秒懂「病」是如何發生的，預防和治癒的邏輯原來我能理解／仲野徹著；黃雅慧譯. -- 初版. -- 臺北市：大是文化，2020.04
336 面；17×23 公分. --（EASY；89）
譯自：こわいもの知らずの病理学講義
ISBN 978-957-9654-67-8（平裝）

1. 病理學

415.1　　108022642

EASY 089

有趣到讓你不想睡的病理學通識

大阪大學最熱門病理學講義，秒懂「病」是如何發生的，預防和治癒的邏輯原來我能理解

作　　者／仲野徹
譯　　者／黃雅慧
審　　訂／陳志榮
責任編輯／黃凱琪
校對編輯／蕭麗娟
美術編輯／張皓婷
副總編輯／顏惠君
總 編 輯／吳依瑋
發 行 人／徐仲秋
會　　計／許鳳雪、陳嬅娟
版權經理／郝麗珍
版權專員／劉宗德
行銷企劃／徐千晴、周以婷
業務助理／王德渝
業務專員／馬絮盈、留婉茹
業務經理／林裕安
總 經 理／陳絜吾

出 版 者／大是文化有限公司
臺北市 100 衡陽路 7 號 8 樓
編輯部電話：（02）23757911
購書相關資訊請洽：（02）23757911 分機122
24小時讀者服務傳真：（02）23756999
讀者服務E-mail：haom@ms28.hinet.net
郵政劃撥帳號／19983366　戶名／大是文化有限公司

法律顧問／永然聯合法律事務所
香港發行／豐達出版發行有限公司 Rich Publishing & Distribution Ltd
地址：香港柴灣永泰道70號柴灣工業城第2期1805室
Unit 1805,Ph .2,Chai Wan Ind City,70 Wing Tai Rd,Chai Wan,Hong Kong
Tel：2172-6513　Fax：2172-4355
E-mail：cary@subseasy.com.hk

封面設計／Fe 設計 葉馥儀
內頁排版／顏麟驊
印　　刷／緯峰印刷股份有限公司

出版日期／2020 年 4 月初版
定　　價／新臺幣 420 元（缺頁或裝訂錯誤的書，請寄回更換）
ISBN　978-957-9654-67-8

KOWAIMONOSHIRAZU NO BYOURIGAKU KOGI by NAKANO Toru